Ranjini M. A.
Geetha V.
Vedavathi B.

Resinas compostas posteriores

Ranjini M. A.
Geetha V.
Vedavathi B.

Resinas compostas posteriores

Aspeto material

ScienciaScripts

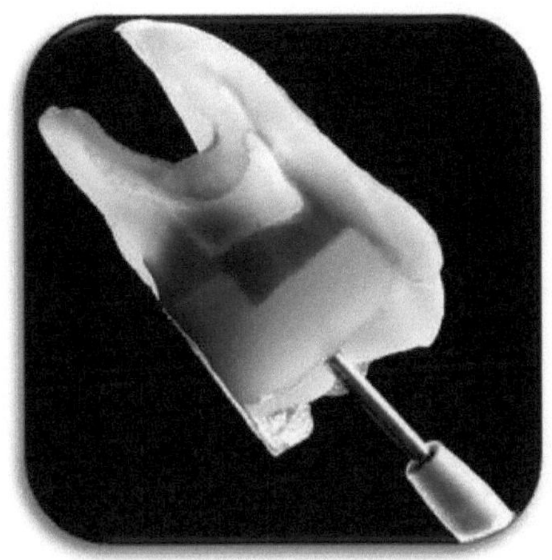

ÍNDICE

__Introdução__

Nas últimas duas décadas, a medicina dentária tem assistido a um progresso exponencial no desenvolvimento e aplicação de compósitos à base de resina. Inicialmente recomendadas apenas como material de restauração para restaurações anteriores, as resinas compostas tornaram-se um dos materiais de restauração direta mais utilizados tanto para dentes anteriores como posteriores. Este facto pode ser atribuído a uma melhor compreensão dos seus métodos de aplicação, incluindo aspectos relacionados com a colocação do compósito e ativação da luz, adesão e uma melhoria substancial das suas propriedades físicas e mecânicas.[1] Com os sistemas adesivos, os compósitos aderem aos tecidos dentários sem a necessidade de uma preparação extensiva da cavidade dentária, evitando a necessidade de remoção excessiva de tecidos dentários saudáveis.[3]

A composição dos compósitos dentários à base de resina evoluiu significativamente desde o início dos materiais. Até recentemente, as alterações envolveram o reforço da carga, através da redução do tamanho para produzir materiais que são mais facilmente polidos e demonstram maior resistência ao desgaste. Esta última era especialmente necessária para materiais utilizados em aplicações posteriores, mas a primeira tem sido importante para restaurações em todas as áreas da boca. As alterações actuais centram-se mais na matriz polimérica do material, principalmente para desenvolver sistemas com menor retração de polimerização e, talvez mais importante, menor tensão de retração de polimerização, e para os tornar auto-adesivos à estrutura dentária.[4]

<u>**Evolução das resinas compostas**</u>

A era dos materiais estéticos para utilização em restaurações dentárias diretas começou em 1954, quando as resinas de metacrilato de metilo não preenchidas e os cimentos de silicato eram as únicas opções estéticas de preenchimento direto disponíveis para restauração.

Posteriormente, foram desenvolvidas resinas epoxídicas adesivas. Foi investigada a sua capacidade de unir um volume máximo de partículas de sílica fundida muito pequenas. O endurecimento demorado das formulações epóxi levou à síntese do metacrilato de bisfenol A-glicidilo (bis-GMA) em 1956 por Bowen.

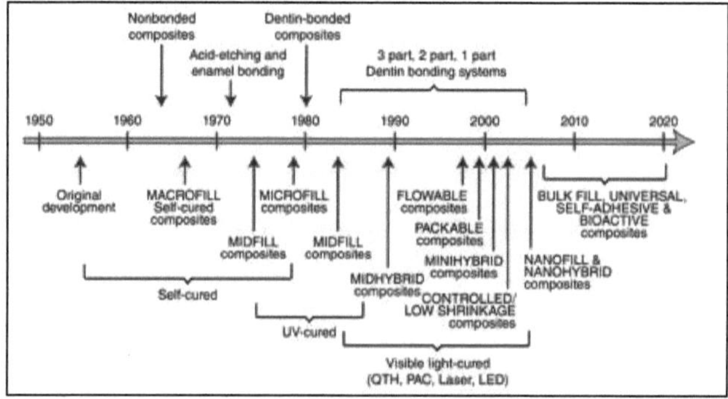

Figura 1 - Cronologia dos desenvolvimentos dos compósitos dentários nas tecnologias de monómero, carga, ligação e polimerização. (Adaptado de Bayne SC: Dental biomaterials: where are we and where are we going? J Dent Educ 69:571-585, 2005).

As resinas compostas dentárias, inicialmente indicadas apenas para restaurações de dentes anteriores, foram introduzidas em meados da década de 1960. O desenvolvimento dos compósitos durante as cinco décadas seguintes pode ser dividido em três períodos principais:

(1) Entre meados da década de 1960 e finais da década de 1970, surgiram os primeiros compósitos macropreenchidos, começando com materiais auto-curados e culminando com materiais curados com luz ultravioleta (UV) e com luz visível.

(2) Entre o final da década de 1970 e meados da década de 2000, as dimensões das partículas de enchimento continuaram a diminuir, conduzindo a compósitos microenchidos, nanoenchidos e depois nanohíbridos.

(3) Entre os anos 2000 e 2010, foram desenvolvidos compósitos de baixa retração, auto-adesivos e de enchimento a granel.[5]

O estado atual da arte dos compósitos evoluiu significativamente desde a introdução destes materiais na medicina dentária. As alterações mais significativas nos compósitos comerciais nas últimas décadas foram feitas predominantemente através da melhoria do monómero, da carga e do sistema iniciador. O tipo de cargas influencia tanto a radiopacidade como as propriedades mecânicas do material, aumenta a translucidez e melhora as propriedades de manuseamento, especialmente a consistência, polimento e estabilidade do brilho.

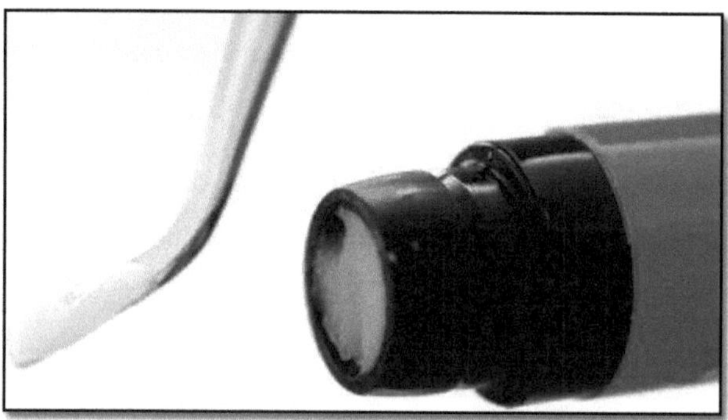

As resinas compostas dentárias são constituídas por três componentes principais:

1. Uma matriz de resina polimérica altamente reticulada;
2. Uma dispersão de vidro, sílica, cristalino, óxido de metal, partículas de reforço de resina ou fibras curtas como material de enchimento;
3. Um agente de acoplamento que liga o material de enchimento à matriz.

Para além disso, contêm também

4. Um sistema ativador-iniciador que converte o material de preenchimento macio e moldável numa restauração dura e duradoura,
5. Pigmentos para combinar com a cor da estrutura dentária.
6. Absorventes de UV para melhorar a estabilidade da cor;
7. Inibidores para prolongar o tempo de armazenamento e aumentar o tempo de trabalho das resinas activadas por produtos químicos; e componentes para melhorar o desempenho, o aspeto e a durabilidade.[2]

1. Matriz

A matriz de resina na maioria dos compósitos dentários baseia-se numa mistura de monómeros de dimetacrilato aromáticos e/ou alifáticos, como o bisfenol A glicidil metacrilato (bis-GMA) e o uretano dimetacrilato (UDMA), que formam estruturas poliméricas reticuladas, fortes, rígidas e duradouras.

Note-se que os grupos metacrilato se encontram nas extremidades da cadeia. Os dois grupos -OH do bis GMA, que formam ligações de hidrogénio entre os monómeros, tornam-no extremamente viscoso. [2]

Várias combinações de resinas de dimetacrilato têm sido exploradas ao longo dos anos na tentativa de reduzir a viscosidade e aumentar o DC. As resinas UDMA contêm um ou mais grupos de uretano (-NH-CO-O-) e dois grupos terminais de metacrilato.

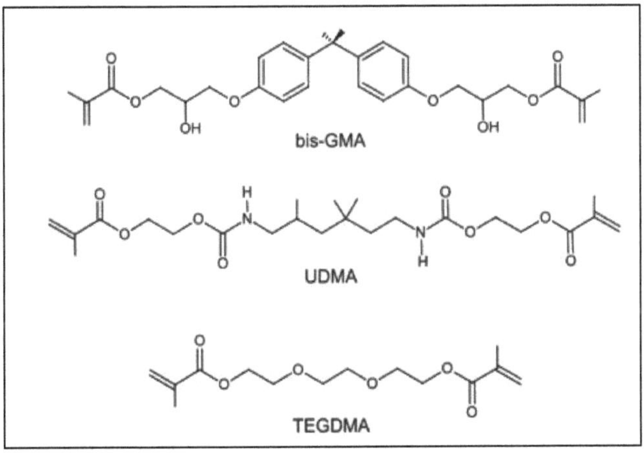

Figura 2 Estrutura química do dimetacrilato de bisfenol A glicidilo (bis-GMA), do dimetacrilato de uretano (UDMA) e do dimetacrilato de trietilenoglicol (TEGDMA)

Devido ao grande volume molecular destes monómeros, o encolhimento da polimerização pode ser tão baixo quanto 0,9%.

O UDMA e o bis-GMA são altamente viscosos e difíceis de misturar e manipular. Assim, são adicionadas proporções variáveis de monómeros de baixo peso molecular altamente fluidos, como o dimetacrilato de trietilenoglicol TEGDMA, para reduzir a viscosidade e para incorporar carga suficiente para reforçar a resina curada.[2]

Os sistemas à base de metacrilato foram modificados para criar monómeros com menor viscosidade, tais como BisGMA sem hidroxilo, dimetacrilato de uretano alifático, dimetacrilato de uretano parcialmente aromático ou metacrilatos altamente ramificados.

Além disso, foram introduzidos no mercado, para o mesmo fim, monómeros de abertura de anéis, como os espiro-ortocarbonatos e as resinas de base epoxídica, como os siloranos, bem como uma série de monómeros de elevado peso molecular, como os dimeracrilatos à base de ácido dimérico, o triciclodecano uretano e as cerâmicas organicamente modificadas (ormocers).

Os compósitos de matriz expansiva foram introduzidos com a ideia de compensar a contração da polimerização. Os espiro-orto-carbonatos são a matriz expansiva utilizada. É preferencialmente utilizada com resina epóxi, porque quando utilizada com BiSGMA/ TEGDMA, não conseguia produzir a expansão necessária. Um sistema mais recente que contém um monómero di-epóxido e poliol reduziu substancialmente o encolhimento da polimerização.

As resinas à base de siloxano-oxirano patenteadas pela 3M-ESPE ou a utilização de moléculas de elevado peso molecular, como o dimetacrilato de multietilenoglicol e os copolímeros, conseguem atingir uma conversão de 90 a 100 % através da redução das ligações $C = C$.[6] A eficiência da polimerização e da reticulação é expressa pela percentagem de grupos de metacrilato reagidos (convertidos) após a polimerização e é conhecida como o grau de conversão.[2]

Foram sintetizados vários tipos de monómeros para colmatar as deficiências dos dimetacrilatos convencionais em termos de cinética de polimerização melhorada, reologia, propriedades mecânicas e citocompatibilidade.

Estes novos monómeros são classificados de acordo com a sua química -

1. Monómeros à base de metacrilatos,
2. Monómeros vinílicos,
3. Monómeros de química de clique,
4. Monómeros de polimerização de abertura de anel

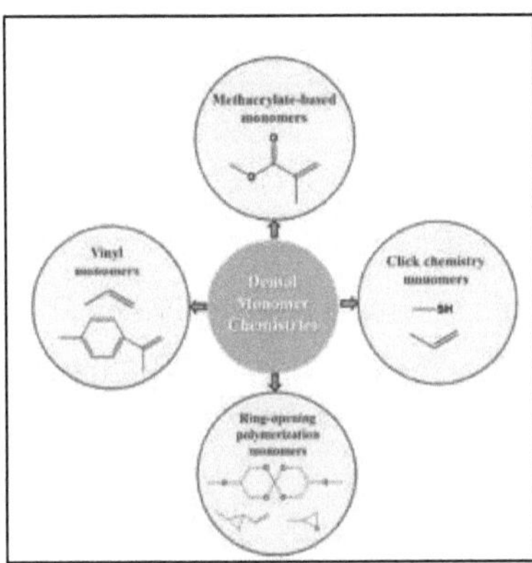

Figura 3 - Classificação dos monómeros com base na química

Monómeros vinílicos

Nos últimos anos, a investigação de novos monómeros multifuncionais capazes de polimerizar através do mecanismo de polimerização radical em cadeia, especialmente os monómeros de alilo, introduziu novas opções de monómeros para o desenvolvimento de compósitos de resina dentária com resultados promissores.

A utilização de monómeros dialílicos em vez de TEGDMA - oferece um grau de conversão relativamente mais elevado.

Alguns novos monómeros vinílicos, incluindo o éter trietilenoglicol-divinilbenzílico (TEGDVBE)[7] e o N-metil-bis(etil-carbamato-isoproply-$\propto$ -metilestyryl)-amina (Phene)[8] foram estudados como co-monómeros para o desenvolvimento de compósitos dentários à base de metacrilato. Estes monómeros resultaram em melhores propriedades mecânicas, menor tensão de contração de polimerização e maior DC, o que pode promover a vida útil do material.[7]

Monómeros de química de clique

Desde o aparecimento da química de clique em 2001, foram introduzidas muitas reacções tiol-X nas formulações de resinas dentárias. Estas modificações incluem tiol-eno[9] , sistemas de monómeros binários tiol-Micheal[10] e oligómeros de tio-uretano.[11.]

Em contraste com a polimerização radical de crescimento em cadeia de monómeros à base de metacrilato, um sistema de monómero binário tiol-eno é convertido no polímero através de um mecanismo de polimerização radical de crescimento em etapas.[12]

Em comparação com os metacrilatos, os tiol-enos demonstraram várias vantagens, tais como taxas de fotopolimerização rápidas que terminam com baixas quantidades de grupos funcionais não reagidos e inibição insignificante da polimerização pelo oxigénio.

Devido à natureza evolutiva do peso molecular do polímero através do mecanismo de crescimento por etapas, a rede de polímeros é mais uniforme e a tensão de contração da polimerização é menor.[13]

Monómeros de polimerização de abertura de anel

Devido aos mecanismos de polimerização de abertura do anel, monómeros como os espiro-ortocarbonatos (SOCs), vinilciclopropanos, epóxis e silorano aliviaram eficazmente a tensão de retração da polimerização de materiais dentários.[14,15,16,17] Devido à polimerização de abertura do anel, os SOCs modificados com alilo ou metacrílico apresentam reduções na tensão de contração da polimerização. Além disso, os novos ciclopropanos vinílicos e monómeros epoxídicos demonstraram ser úteis para a redução da tensão de retração da polimerização.[18]

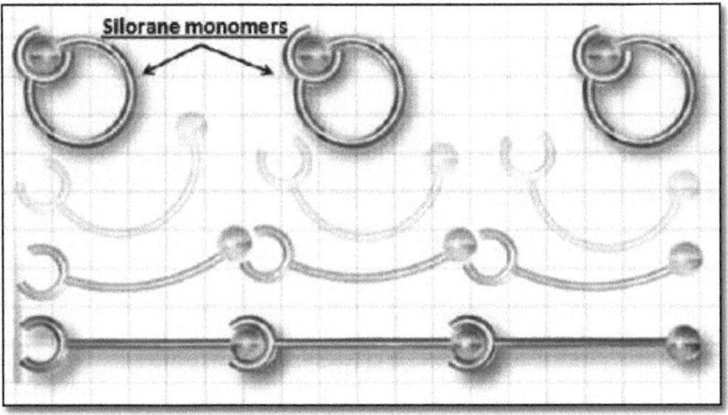

Figura 4 - Monómero de silorano

2. <u>Enchimentos</u>

As cargas são incorporadas geralmente entre 30% e 70% em volume ou 50% e 85% em peso. Geralmente, quanto maior for a percentagem de carga adicionada, melhores serão as propriedades físicas do compósito. É utilizada uma distribuição de tamanhos de partículas para maximizar a fração de volume de carga no compósito. Para uma estética aceitável, a translucidez de uma restauração de compósito deve ser semelhante à da estrutura dentária. Assim, o índice de refração do material de enchimento deve corresponder ao da resina.

A mistura de bis-GMA e TEGDMA dos dois componentes em proporções iguais por peso produz um índice de refração de aproximadamente 1,50. A maioria dos vidros e quartzo utilizados para enchimentos têm índices de refração de aproximadamente 1,50, o que é adequado para uma translucidez suficiente.[2]

Os produtos de enchimento utilizados habitualmente são:

- Vidros, tais como aluminossilicatos e borossilicatos
- Fosfato tricálcico
- Dióxido de zircónio
- cargas contendo trifluoreto de ítrio e trifluoreto de itérbio

O menor tamanho das partículas de enchimento leva a vantagens como[2]

- menor retração de cura,
- menor deflexão da parede do cúspide
- redução da microinfiltração e
- sensibilidade pós-operatória reduzida.

A nanotecnologia conduziu ao desenvolvimento de resinas compostas contendo nanopartículas e nanoagregados. Os agregados são tratados com silano para que se liguem à resina. A distribuição do material de enchimento permite obter uma carga de enchimento elevada e melhores propriedades.[2]

As partículas maiores do que o comprimento de onda da luz visível provocam a dispersão da luz, o que aumenta a opacidade e produz uma textura visivelmente rugosa quando as partículas são expostas na superfície. Uma superfície rugosa também tende a acumular manchas e placa bacteriana. Por isso, quanto menor for o tamanho das partículas, melhor será a estética e menor será a contração de cura.

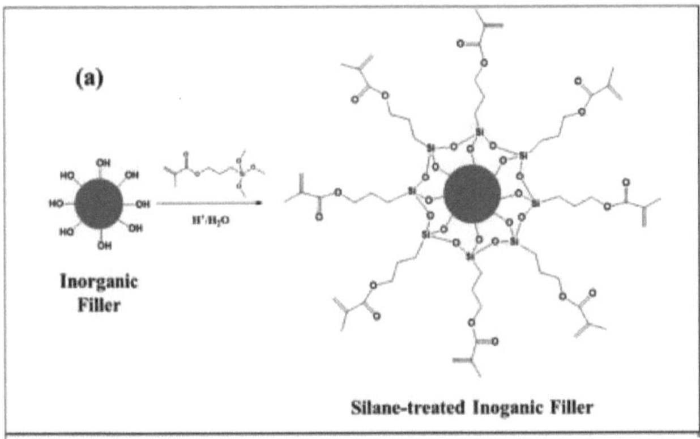

Figura 5- Carga inorgânica tratada com silano

Funções dos enchimentos

- Redução da retração/contração da polimerização.
- Redução da dilatação e contração térmicas.
- Diminuição da sorção de água.
- Aumento da resistência à abrasão e à fratura
- Conferir radiopacidade

Classificação do tipo de enchimento por morfologia

Dimensionalmente, as cargas podem ser classificadas em cargas de escala micro e nano. Geometricamente, podem ser classificadas em cargas particuladas, fibrosas e de nova forma.[3]

- As partículas de enchimento incluem pó de quartzo moído, pó de vidro moído, nanopó de sílica coloidal, pó de hidroxiapatite (HA) e pó pré-polimerizado.
- Os materiais de enchimento fibrosos incluem microesferas, microfibras de vidro curtas, nanofibras de cerâmica, nanofibras de polímero e nanotubos.

- Os materiais de enchimento de forma inovadora incluem pó poroso e mesoporoso, pó de hidroxiapatite tipo ouriço (UHA), pó de nanoclusters, bigode tipo tetrápode, fibra de bainha central, floco de vidro e microcápsula.

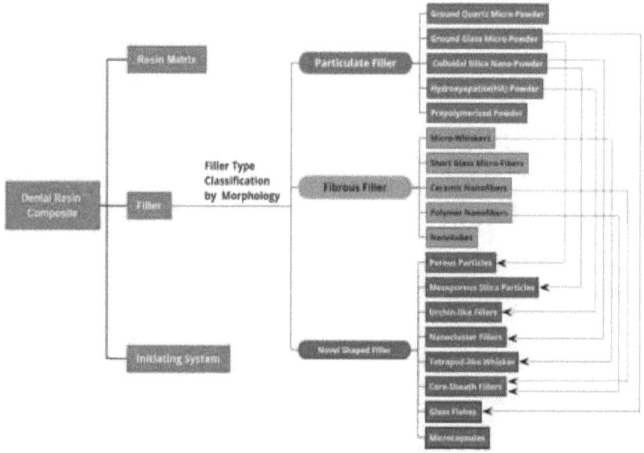

Figura 6 - Classificação das cargas em compósitos de resina dentária. As setas ilustram as potenciais interligações entre as cargas tradicionais e as cargas com novas formas.

Enchedores de partículas

As cargas particuladas mais utilizadas nos DRCs incluem micropó de quartzo moído, micropó de vidro moído, nanopó de sílica coloidal e pó pré-polimerizado.[19]

Embora as partículas de HA sejam utilizadas devido à sua bioatividade, têm sido utilizadas com menos frequência em DRCs. As partículas de enchimento e os pormenores das suas propriedades estão listados na tabela

Tabela 1. Partículas de carga para compósitos de resina dentária

Filler Types	Chemical Composition	Size (μm)	Shape	Commercial Composites
Ground quartz micropowder	SiO_2	10–50	Irregular	Aelite Aesthetic Enamel (Bisco)
Ground glass micropowder	$SiO_2 + BaO + SrO_2 + TiO_2$	0.6–10	Irregular	Admira (Voco) Artemis (Ivoclarvivadent) Enamel Plus HFO (Micerium) Fitek Supreme (3M ESPE)
Air colloid sílica ultra-fine nanopowder	SiO_2	0.04–0.4	Spherical	
Hydroxyapatite particle (HA)	$Ca_5(PO_4)_3(OH)$	N.I. [b]	Irregular	N.I.
Prepolymerization particle	SiO_2 + resin matrix	0.04 + (0.6–1.0)	Spherical + irregular	Clearfil Majesty (Kuraray) TerticEvoCeram (Ivoclar North America)

[a] All dental resin composites listed here include hybrid fillers instead of single fillers. [b] N.I. = Not informed. Information regarding the commercial composite has not been found.

Enchimentos fibrosos

Os enchimentos fibrosos podem ser divididos em microfibras, microfibras de vidro curto, nanofibras de cerâmica, nanofibras de polímero e nanotubos (Tabela 2). Entre elas, a nanofibra de polímero tem a menor rigidez.

As propriedades mecânicas dos DRCs podem ser consideravelmente melhoradas através da inclusão de apenas pequenas quantidades de cargas fibrosas,[20] que podem reforçar e endurecer os DRCs através de mecanismos de fixação, arrancamento de fibras, deflexão de fissuras e formação de pontes.

Tabela 2. Caraterísticas de várias cargas fibrosas

Filler Types	Chemical Composition	Dimension
Microwhisker	Silicon nitride Silicon carbide	Diameter: 0.1–2 μm; mean = 0.4 μm Length: 2–30 μm; mean = 5 μm Diameter: 0.1–3 μm; mean = 0.7 μm Length: 2–100 μm; mean = 14 μm
Short glass microfiber	Silica	Diameter: 10–17 μm Length: 14–2400 μm
Ceramic nanofiber	Silica, zirconia, zirconia-sílica zirconia-yttria-sílica	Diameter: 160–390 nm Length: 5–10 μm
Polymer nanofiber	Nylon-6	Diameter: 100–900 mm
Nanotube	Carbon	Diameter: 50–100 nm

Enchimentos com novas formas

As cargas de forma inovadora incluem partículas porosas e mesoporosas, partículas tipo ouriço, nanoclusters, whiskers em forma de tetrápodes, fibras com bainha de núcleo, flocos, microcápsulas (Quadro 3).

Apesar de algumas serem derivadas de cargas particuladas e fibrosas pré-existentes, a morfologia e a composição das cargas com novas formas ultrapassam os limites das cargas tradicionais.

A sua superfície proporciona um maior quimerismo mecânico (por exemplo, penetração ou ancoragem de poros abertos) ou melhora a ligação interfacial (por exemplo, através de uma bainha mais adesiva).[3]

Tabela 3. Vários enchimentos com novas formas

Filler Types	Chemical Composition	Shape	Size
Porous particle	Glass-ceramic	Particle-like	2–4 µm
Mesoporous particle	Silica	N.I. [a]	Average 496 nm
UHA particle	Hydroxyapatite	Sea urchin	2–3 µm
Nanocluster particle	SiO_2, ZrO_2	Particlelike	0.07–2.7 µm
T-ZnO whisker	ZnO	Tetra-needle	0.18–0.21 µm
Core–sheath fiber	Zirconia/Silica, PAN-PMMA, T-ZnOw/PANI	Fibrous	Diameter: 220–300 nm Diameter: 300–400 nm N.I.
Glass flake	SiO_2, Al_2O_3, CaO, et al.	Flakes	Diameter: 15–160 µm
Microcapsule	Polymer shell with healing liquid inside	Capsules	Diameter: 10–300 µm

[a] N.I. = Not informed.

3. <u>Agente de acoplamento</u>

É essencial que as partículas de carga estejam ligadas à matriz de resina. Isto permite que a matriz polimérica mais flexível transfira as tensões para as partículas de carga de módulo mais elevado (mais rígidas e mais duras). A ligação química entre as duas fases do compósito é formada por um agente de acoplamento.

Os organosilanos, como o γ-metacriloxipropil trimetoxisilano, são normalmente utilizados.

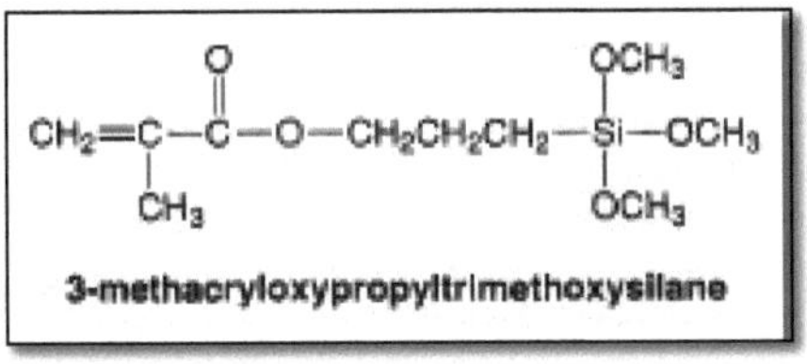

$$CH_2{=}C{-}C{-}O{-}CH_2CH_2CH_2{-}Si{-}OCH_3$$

with side/vertical groups: O (on the second C), CH_3 (below the first C), OCH_3 and OCH_3 (on the Si)

3-methacryloxypropyltrimethoxysilane

Figura 7 Um silano típico é apresentado na seguinte equação

Durante a deposição do silano no material de enchimento, os grupos metoxi hidrolisam em grupos hidroxilo que reagem com a humidade adsorvida ou grupos -OH no material de enchimento. Podem também condensar-se com grupos -OH num silano hidrolisado adjacente para formar uma película de homopolímero na superfície do material de enchimento.

Durante a reação de endurecimento do oligómero, as ligações duplas de carbono do silano reagem com o oligómero, formando assim uma ligação entre a carga, através do agente de acoplamento, e a matriz polimérica. Esta reação de acoplamento liga a carga e o oligómero, pelo que, quando é aplicada uma tensão a um compósito, a tensão pode ser transferida - de uma partícula de carga para outra através do polímero de baixa resistência. Um estudo realizado por Ye et al também demonstrou que a utilização de um agente de acoplamento hiper-ramificado reduziu significativamente a tensão de contração, sugerindo que novas modificações deste tipo poderiam melhorar ainda mais as propriedades dos materiais dentários para utilização clínica.[21]

4. Iniciadores e aceleradores

O sistema de iniciação cânforaquinona (CQ)/amina é comummente utilizado em materiais compósitos dentários comerciais. Este sistema de foto-iniciação produz centros activos radicais, que conduzem à polimerização de monómeros quando irradiados por fontes de luz visível, especialmente na região azul do espetro. Diferentes tipos de aminas, incluindo o benzoato de etilo 4-(dimetilamino), o metacrilato de N, N-dimetilaminoetilo, o metacrilato de 2-etil-dimetilbenzoato, a N, N-dimetil-p-toluidina e a N-fenilglicina, têm sido utilizados como co-iniciadores para a CQ, a fim de acelerar a fotopolimerização.

As opções alternativas à CQ incluem outros iniciadores de luz visível, como o óxido de fosfina trimetilbenzoil-difenil, a 2,3 buanediona, o fosfineóxido de fenil bis(2,4,6-trimetilbenzoil), a ivocerina e os iniciadores de UV 2,2-dimetoxi-2-feniloacetofenona (Irgacure 651) e o fosfineóxido de bis(2,4,6-trimetilbenzoil)-fenil (Irgacure 891).

Para um sistema de monómeros que utiliza mecanismos de polimerização mediados por iões, tais como espiroortocarbonato, vinilciclopropanos e epóxidos, é utilizado um iniciador capaz de produzir um agente ativo iónico para desencadear a polimerização. Os exemplos de tais iniciadores são
hexafluoroantimoato de fenil iodónio,
bis(4-metaoxibenzoil) dietilgermano,[25]
feniliodónio-hexafluoroantimoato de 4-octilfeilo,[24] e
[4-(octiloxi) fenil] feniliodónio SbF6[16.]

4. **Inibidores**

Os inibidores são adicionados aos sistemas de resina para minimizar ou evitar a polimerização espontânea ou acidental de monómeros. Os inibidores têm um forte potencial de reatividade com os radicais livres.

Se um radical livre for formado, por exemplo, por uma breve exposição à luz ambiente quando o material é dispensado, o inibidor reage com o radical livre mais rapidamente do que o radical livre pode reagir com o monómero. Isto impede a iniciação de monómeros e a subsequente propagação da cadeia. Depois de todo o inibidor ser consumido, a propagação da cadeia pode começar. [2]

Um inibidor típico é o hidroxitolueno butilado (BHT), que é utilizado em concentrações da ordem dos 0,01% em peso. Assim, os inibidores têm duas funções: prolongar o tempo de armazenamento da resina e assegurar um tempo de trabalho suficiente.

5. <u>Modificadores ópticos</u>

Para uma aparência natural, os compósitos dentários devem ter uma tonalidade visual e uma translucidez semelhantes às propriedades correspondentes da estrutura dentária. O sombreamento é conseguido através da adição de vários pigmentos, normalmente constituídos por quantidades mínimas de partículas de óxido de metal.

Todos os modificadores ópticos afectam a transmissão da luz através de um compósito.

Assim, os tons mais escuros e as maiores opacidades têm uma menor profundidade de fotopolimerização e requerem um maior tempo de exposição ou uma camada mais fina quando curados.[2]

<u>**Classificação das resinas compostas**</u>

As resinas compostas foram classificadas de diferentes formas, consoante a sua composição, para facilitar aos dentistas a sua identificação e utilização para fins terapêuticos.

 Uma das classificações é a de Lutz e Phillips, que se baseia no tamanho das partículas de carga. Estes autores dividiram as resinas compostas em

- Compósitos macro preenchidos (partículas de 0,1 a 100 μ),
- Compósitos micropreenchidos (partículas de 0,04 μ) e
- Compósitos híbridos (diferentes tamanhos).

Tabela 4 - Classificação dada por Skinner.

Class of Filler	Particle Size
Macrofillers	10–100 μm
Midfillers	1–10 μm
Small/fine fillers	0.1–10 μm
Minifillers	0.1–1 μm
Microfillers	0.01–0.1 μm (agglomerated)
Nanofillers	0.005–0.1 μm*

*5–100 nm, nonagglomerated.

Compósitos de resina tradicionais ou macropreenchidos

Compósitos tradicionais/de partículas grandes/macroenchimento Estes são os compósitos tradicionais com partículas de vidro ou de sílica de macroenchimento com um tamanho entre 8 e 40 μm.

Devido ao seu grande tamanho de partícula, estes compósitos têm uma viscosidade relativa mais baixa e são mais fáceis de encher com cargas mais elevadas do que os microenchimentos e os nanoenchimentos. [2]

Como tal, tendem a ser mais fortes e podem ser utilizados em áreas de elevada tensão. No entanto, a textura visivelmente rugosa após o polimento, causada pela exposição de partículas maiores, tornou esta categoria de compósito dentário obsoleta.[2]

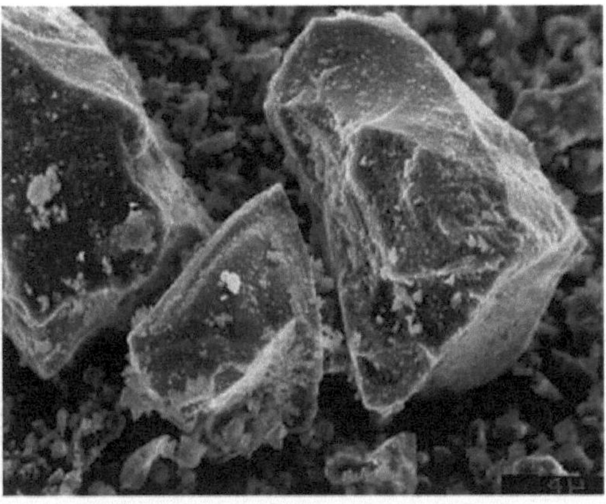

Figura 8 - SEM da resina composta preenchida com Macro

Compósitos de microenchimento homogéneos

A solução para superfícies rugosas e um aspeto opaco foram os compósitos de microenchimento homogéneo, que utilizaram partículas de enchimento com um diâmetro médio muito inferior ao comprimento de onda da luz visível. Estas cargas são produzidas por um processo de precipitação pirolítica em que um composto de silício, como o SiCl4, é queimado numa atmosfera de oxigénio/hidrogénio para formar cadeias macromoleculares de sílica coloidal, resultando em sílica amorfa com um tamanho médio de 40 nm.

No entanto, estas partículas, devido ao seu tamanho extremamente pequeno, têm áreas de superfície extremamente grandes, variando de 50 a 400 m2 /g. Além disso, o processo pirolítico resulta na "aglomeração" das partículas em longas cadeias à escala molecular. Estas redes não discretas, 3-D, em forma de cadeia, aumentam drasticamente a viscosidade do monómero e dificultam a manipulação clínica.

Assim, é difícil incorporar cargas suficientemente elevadas para reforçar adequadamente a resina. De facto, quando incorporado diretamente em compósitos de microenchimento "homogéneos", apenas cerca de 2% em peso produz uma pasta rígida que é demasiado viscosa para a manipulação clínica. São frequentemente designados apenas por compósitos de microenchimento.

Compósitos com microenchimento (microenchimento heterogéneo)

Para aumentar a carga de enchimento inorgânico dos compósitos de microenchimento, é utilizado um enchimento à base de resina carregado com sílica coloidal inorgânica de 10 a 100 nm. Estas cargas heterogéneas à base de resina são feitas incorporando cerca de 50 vol% de microenchimento de sílica coloidal tratada com silano no monómero a uma temperatura ligeiramente elevada para baixar a viscosidade e utilizando grandes máquinas industriais capazes de misturar misturas de alta viscosidade. A mistura é curada e depois pulverizada para produzir um pó de resina com enchimento constituído por partículas de 5 a 50 μm. Estas partículas amorfas contendo sílica coloidal são então utilizadas como um enchimento "orgânico", que é incorporado no monómero com sílica coloidal adicional tratada com silano para formar uma pasta trabalhável.

Desta forma, o teor global de carga inorgânica do compósito final curado é aumentado para cerca de 50% em peso.

Compósitos de resina híbrida

Compósitos Híbridos (Partículas Grandes, Midfiller, Minifiller, Nanohíbridos) Como o nome indica, os compósitos híbridos são formulados com sistemas de carga mistos que contêm partículas de partículas grandes, midfiller, minifiller, microfinas e/ou nanofiller, num esforço para obter uma suavidade de superfície ainda melhor do que a proporcionada pelos compósitos de partículas pequenas, mantendo ao mesmo tempo as propriedades mecânicas desejáveis dos compósitos de partículas pequenas.[2] Assim, são uma classe de compósitos de utilidade geral que também são adequados para restaurar determinados locais de elevada tensão onde as considerações estéticas dominam - por exemplo, bordos incisais e pequenas cavidades oclusais sem contacto. São amplamente utilizados para restaurações anteriores, incluindo sítios de classe IV. A maioria dos compósitos híbridos comerciais são comercializados como nanohíbridos porque é suposto conterem nanocargas discretas, mas quer isso seja verdade ou não, qualquer híbrido pode ser comercializado como nanohíbrido porque os híbridos contêm nanopartículas.[2] Assim, é importante verificar se as nanopartículas são discretas em agregados ou em aglomerados.

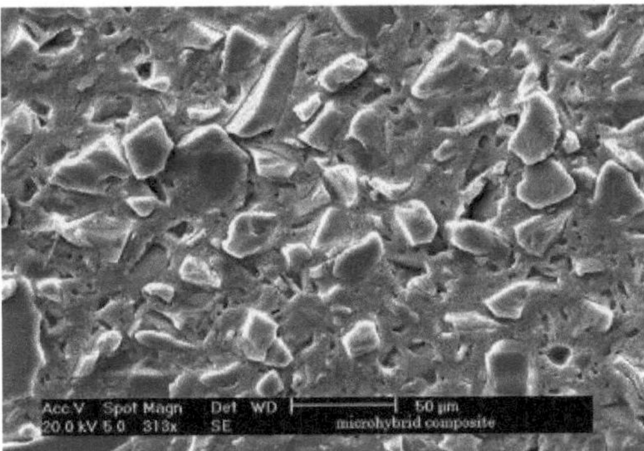

Figura 9 - MEV do compósito de resina híbrida

A maioria dos enchimentos híbridos modernos consiste em sílica coloidal e partículas moídas de vidros contendo metais pesados, constituindo um conteúdo de enchimento de aproximadamente 75% a 80% em peso. Os vidros têm um tamanho médio de partícula de cerca de 0,4 a 1,0 μm, com uma tendência para reduzir constantemente este intervalo de tamanho à medida que são efectuadas melhorias. Numa distribuição de tamanho típica, 75% das partículas moídas são mais pequenas do que 1,0 μm, e a sílica coloidal representa 10% a 20% em peso do conteúdo total de carga. Os tamanhos mais pequenos dos microenchimentos aumentam a área de superfície, o que geralmente aumenta a viscosidade e requer uma diminuição da carga total de enchimento em comparação com os compósitos de partículas pequenas.[2]

Nanocompósitos

Mais recentemente, as nanopartículas (1 a 100 nm) foram fabricadas por um método diferente do processo de precipitação pirolítica utilizado para a sílica coloidal. Isto permite que as partículas primárias individuais sejam revestidas à superfície (com γ-metacriloxipropiltrimetoxissilano) antes de serem incorporadas em cadeias de macromoléculas 3-D.[2]

As partículas dos compósitos homogéneos de microenchimento encontram-se em aglomerados ou redes tridimensionais que aumentam a viscosidade, ao passo que as partículas dos compósitos de nanoenchimento são na sua maioria discretas e têm um efeito mínimo na viscosidade.[2]

Assim, estes compósitos têm propriedades ópticas e capacidade de polimento superiores às dos compósitos de microenchimento homogéneos, mas o tratamento de superfície reduz a viscosidade quando incorporado no monómero, o que permite um aumento da carga de enchimento de mais de 60% em volume e 78% em peso, melhorando as propriedades mecânicas para utilização em restaurações posteriores que suportam tensões.

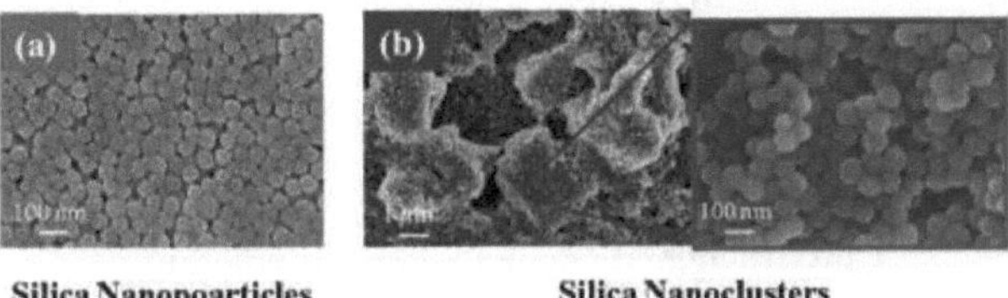

Figura 10 - Imagem SEM das **cargas** inorgânicas

Resinas compostas nanohíbridas

Atualmente, existem principalmente dois materiais de resina composta dentária de tamanho nanométrico: os compósitos nanocarregados e os compósitos nanohíbridos. Os compósitos nanopreenchidos consistem em partículas de tamanho nanométrico na matriz do compósito e os compósitos nanohíbridos combinam cargas de tamanho nanométrico e micrométrico. Os compósitos nanohíbridos e nanocarregados têm, alegadamente, uma superfície mais lisa e uma menor suscetibilidade à mudança de cor ao longo do tempo do que os compósitos híbridos tradicionais. Estas vantagens são vistas como positivas do ponto de vista clínico, uma vez que a menor rugosidade da superfície reduz a adesão bacteriana e melhora a correspondência da cor, contribuindo consequentemente para a redução de outros tipos de falhas na restauração.

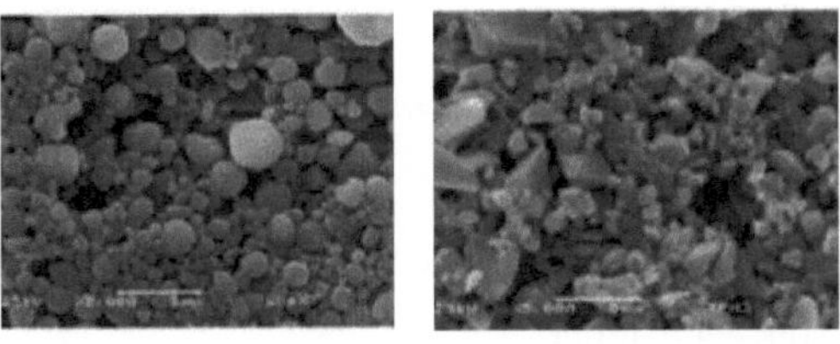

Nanohíbrido com enchimento

Figura 11 Imagens SEM de **cargas** inorgânicas:

Nanoenchido: Aglomerados uniformes de forma redonda

Nanohíbrido: Partículas pequenas e médias de forma irregular

Classificação de acordo com Sturdevant

Os compósitos são classificados em função das quantidades dos componentes ou das propriedades das suas fases de carga e de matriz.

A. Com base na composição da matriz:

1) BISGMA contendo

2) UDMA contendo

B. Com base no método de polimerização:

1) Sistemas de autopolimerização/polimerização química ou de dois componentes:

   Foram utilizados aceleradores de aminas para aumentar as taxas de polimerização

2) Cura por luz ultravioleta:

   A luz UV é utilizada para iniciar a polimerização

3) Cura por luz visível:

   Mais populares hoje

4) Dupla polimerização: Composto por autopolimerização e fotopolimerização.

Propriedades dos compósitos **à base de resina**

O material de restauração da cor dos dentes ideal deve ter a capacidade de

- aderir ao esmalte e à dentina,

- manter uma superfície lisa,

- manter a cor desejada,

- resiste à água (insolubilidade),

- resistir ao desgaste,

- resistir à fratura,

- assemelham-se à estrutura dentária em termos de rigidez,

- reagem às mudanças de temperatura como as outras estruturas dentárias,

- resistir a fugas,

- manter a integridade marginal,

- não irritar os tecidos pulpares,

- inibir as cáries,

- colocar facilmente e reparar facilmente.

É muito difícil que um material de restauração satisfaça todos estes requisitos. No entanto, com base nas necessidades de um dente específico, é possível selecionar adequadamente o material

Propriedades físicas das resinas compostas

Os compósitos à base de resina (RBCs) têm avançado significativamente nos últimos anos. O tipo de carga, a matriz de resina e os sistemas iniciadores têm sido frequentemente actualizados para melhorar as propriedades mecânicas e diminuir a tensão de contração da polimerização. O objetivo destes melhoramentos é aumentar a longevidade clínica das restaurações de RBC, reduzir a complexidade do procedimento de restauração e diminuir o tempo de consulta.

Existem provas científicas de que o grau de conversão de um material à base de resina pode influenciar várias propriedades mecânicas, como a BFS (resistência à flexão biaxial) e a KHN (dureza Knoop).[28]

O tipo de matriz orgânica, o tamanho e a morfologia da carga, o tipo e a proporção do monómero e os produtos químicos de fotoiniciação variam muito entre produtos. Este facto torna muito difícil a comparação das propriedades mecânicas.

Resistência à flexão

O teste de flexão é amplamente utilizado na caraterização de hemácias, uma vez que determina tanto o módulo de flexão (elástico) como a resistência e é uma propriedade importante para materiais de restauração utilizados em áreas de elevada tensão.

O módulo de flexão descreve a rigidez dos RBCs, enquanto a resistência à flexão representa a tensão máxima a que os RBCs podem ser sujeitos antes de falharem. O módulo elástico é um indicador da rigidez e um fator importante que afecta a tensão de retração dos compósitos à base de resina.[29] Diversos investigadores registaram relações significativas entre o módulo e a tensão.

Um módulo de Young mais baixo pode permitir a dissipação da tensão durante o processo de polimerização, reduzindo assim a tensão quando são utilizados incrementos maiores.[58]

A variação entre as propriedades de flexão de vários RBCs é útil para diferentes situações clínicas. Por exemplo, nas cavidades de classe I, II, III e IV, os hemácias com elevadas propriedades de flexão são normalmente selecionados para minimizar a fratura ou a deformação sob as elevadas forças oclusais, enquanto que nas cavidades de classe V, os hemácias com baixo módulo de flexão são preferidos, uma vez que podem fletir com os dentes durante a função e parafunção, o que, por sua vez, reduz as tensões na interface adesiva e diminui as hipóteses de descolagem.

Microdureza

Existe uma forte relação entre a microdureza e os valores do módulo de elasticidade, a profundidade de cura e a contração de polimerização. A microdureza é utilizada, de facto, como uma medida indireta da extensão da polimerização de um material compósito específico, devido à sua correlação comprovada com o grau de conversão.

É geralmente esperado um aumento nos valores de microdureza à medida que o teor de carga aumenta.

Para além do tamanho e da forma das cargas, a dureza das cargas, a força da ligação entre o conteúdo inorgânico e a matriz polimérica e a fotopolimerização do RBC também podem afetar a resistência ao desgaste.

Tabela 5. Propriedades dos materiais de restauração em compósito

Characteristic/ Property	Unfilled Acrylic	Traditional	Hybrid (Small Particle)	Hybrid (All-Purpose)	Microfilled	Flowable Hybrid	Packable Hybrid	Enamel	Dentin
Size (μm)	—	8–12	0.5–3	0.4–1.0	0.04–0.4	0.8–1.0	Fibrous	—	—
Inorganic filler (vol%)	0	60–70	65–77	60–65	20–59	30–55	48–67		
Inorganic filler (wt%)	0	70–80	80–90	75–80	35–67	40–60	65–81	—	—
Compressive strength (MPa)	70	250–300	350–400	300–350	250–350	—	—	384	297
Tensile strength (MPa)	24	50–65	75–90	40–50	30–50	—	40–45	10	52
Elastic modulus (GPa)	2.4	8–15	15–20	11–15	3–6	4–8	3–13	84	18
Thermal expansion coefficient (ppm/°C)	92.8	25–35	19–26	30–40	50–60	—	—	—	—
Water sorption (mg/cm²)	1.7	0.5–0.7	0.5–0.6	0.5–0.7	1.4–1.7	—	—	—	—
Knoop hardness (KHN)	15	55	50–60	50–60	25–35	—	—	350–430	68
Curing shrinkage (vol%)	8–10	—	2–3	2–3	2–3	3–5	2–3	—	—
Radiopacity (mm of Al)	0.1	2–3	2–3	2–4	0.5–2	1–4	2–3	2	1

Fator de configuração

- A consideração mais importante que um dentista tem de ter quando coloca uma restauração que encolhe ao assentar, como os compósitos, é o número de paredes opostas que enfrentam a restauração, uma vez que estas margens podem ser abertas quando o material encolhe.

- O fator c (fator de configuração) é um termo utilizado para a relação entre o número de paredes coladas e não coladas. É a razão pela qual são utilizadas diferentes sequências de aplicação quando se colocam resinas compostas.

- À medida que o fator c aumenta, a polimerização em rampa, em degrau e por impulsos torna-se uma forma eficaz de reduzir as aberturas marginais e a tensão da cúspide devido à contração da polimerização.

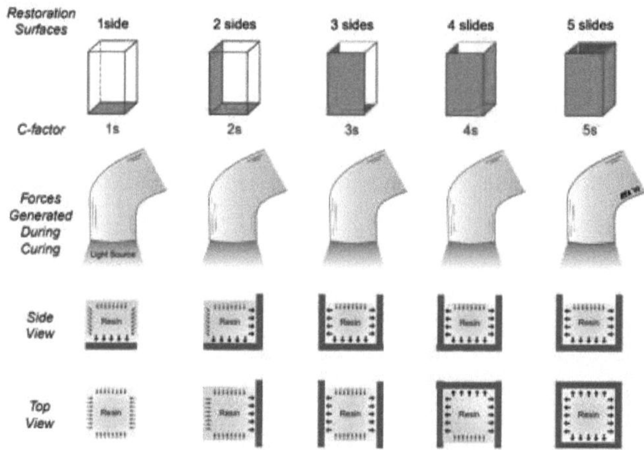

Figura 12 - O fator de configuração (fator C) (Adaptado de Feilzer AJ, de Gee AJ, Davidson CL. Relaxamento da tensão de cisalhamento da contração de polimerização por

expansão. J Dent Res 1990; 69:36-9).

Grau de conversão

O grau de conversão (DC) é uma medida da percentagem de ligações duplas carbono-carbono que foram convertidas para se tornarem parte de uma cadeia polimérica. Quanto mais elevado for o DC, melhor será a força, a resistência ao desgaste e muitas outras propriedades essenciais para o desempenho da resina.

Uma conversão de 50% a 60%, típica de compósitos à base de bis-GMA altamente reticulados, implica que 50% a 60% dos grupos metacrilato foram polimerizados. Isto não significa que 40% a 50% dos monómeros não tenham sido polimerizados na resina.

O cenário mais provável é que um dos dois grupos de metacrilato por molécula de dimetacrilato esteja ligado covalentemente ao polímero, com o resto da molécula a formar um grupo pendente.

Desgaste

Para além da retração da polimerização, outros problemas clínicos frequentes têm sido o desgaste oclusal e interproximal, especialmente no caso dos compósitos posteriores. Foram propostos dois mecanismos principais de desgaste do compósito.

- O primeiro modo é o desgaste de dois corpos, baseado no contacto direto da restauração com uma cúspide oposta ou com superfícies proximais adjacentes para imitar as elevadas tensões desenvolvidas na pequena área de contacto. Isto está relacionado com os níveis de força mais elevados exercidos pela cúspide oposta ou com as forças transferidas para as superfícies proximais.

- O segundo modo é o desgaste de três corpos, que simula a perda de material em áreas sem contacto, muito provavelmente devido ao contacto com os alimentos, uma vez que estes são forçados a atravessar as superfícies oclusais. Este tipo de desgaste é afetado de forma complexa por uma série de propriedades do compósito, como a dureza, a porosidade, a estabilidade do agente de acoplamento de silano, o grau de conversão do monómero, a carga de enchimento e os tamanhos e tipos de partículas de enchimento.

Os compósitos em que as partículas de carga são pequenas (1 µm ou menos), com elevada concentração e bem ligadas à matriz são os mais resistentes ao desgaste. As restaurações grandes tendem a desgastar-se mais do que as mais pequenas.

Longevidade

A longevidade é a principal preocupação das restaurações posteriores em compósito. As duas principais questões por resolver são a perda da forma anatómica e a fratura em bloco. Para além disso, a sensibilidade da técnica e a integridade marginal representam grandes obstáculos para a maioria dos clínicos na obtenção de um sucesso clínico consistente. O compósito ideal para uma restauração posterior é um compósito fotopolimerizável radiopaco, submicrónico, com elevado volume de carga e elevada viscosidade.[2]

Pequena dimensão das partículas de enchimento

As partículas de carga mais pequenas tornam um compósito mais resistente ao desgaste, porque as partículas perdidas deixam espaços vazios mais pequenos na superfície da resina. Além disso, as partículas mais pequenas geralmente agrupam-se, deixando distâncias menores entre as partículas.

À medida que esta distância diminui, a resina é protegida por partículas de carga, o que reduz ainda mais o desgaste da matriz de resina e a taxa de perda de carga. O tamanho médio ideal do material de enchimento é inferior a 2 µm.

No entanto, quando corretamente colocados, os compósitos podem durar muitos anos, mesmo nas regiões posteriores, onde o desgaste e as forças de mordida são maiores. O desempenho clínico das restaurações dentárias é melhor avaliado com base em ensaios clínicos a longo prazo, de preferência os baseados em desenhos controlados e aleatórios.

Opdam et al. registaram uma taxa de sobrevivência para a resina composta de 91,7% aos 5 anos e 82,2% aos 10 anos. Verificou-se um efeito significativo do tamanho das superfícies restauradas na sobrevivência das restaurações - ou seja, quanto mais conservadora era a restauração, mais tempo estas sobreviviam.

Contração de polimerização

A contração da polimerização é uma preocupação crítica nas restaurações posteriores devido ao potencial de lacunas. Os compósitos contraem 1,2 a 4,5% por volume e 0,2 a 1,9% por medida linear. As forças de polimerização são geralmente de 2,8 a 7,3 MPa,3 o que é consideravelmente inferior à resistência à tração do esmalte (20 a 40 MPa). Os procedimentos de colagem do esmalte ajudam a compensar esta contração, afastando-a das margens; mas a contração da polimerização resulta geralmente em lacunas marginais nos compósitos posteriores.

Quase todos os compósitos de Classe II apresentam fugas na margem gengival. Estes espaços são chamados espaços de contração e ocorrem normalmente nas margens da cavidade gengival, onde o esmalte é fino. A contração da polimerização é em média de 1,5 a 2,5% na maioria dos compósitos posteriores. Isto corresponde a um espaço de 2 a 10 μm na caixa proximal típica. As bactérias têm apenas uma fração deste tamanho e entram facilmente neste espaço.

A lacuna de contração típica de uma restauração posterior está ilustrada na Figura. Se não houver esmalte no pavimento gengival, estas lacunas podem alargar-se muito. A aplicação de camadas de compósito em muitos incrementos curados individualmente pode compensar esta contração de polimerização, uma vez que cada adição encolhe menos.[22]

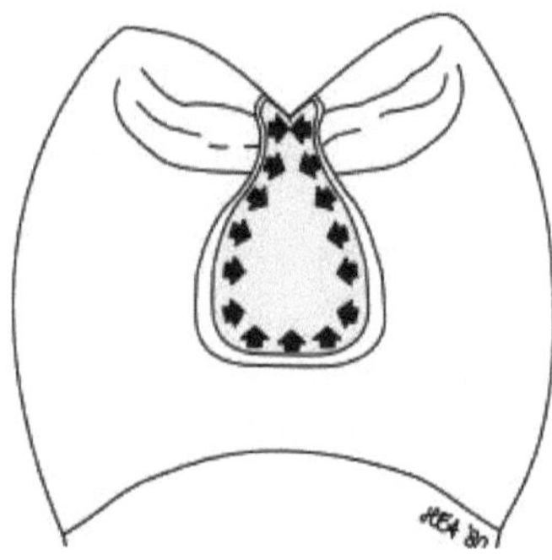

Figura 13. Representação esquemática da vista proximal da lacuna de contração que resulta da contração da polimerização numa resina composta

Os factores que influenciam o encolhimento da polimerização incluem:

1. O tipo de resina,
2. O teor de carga do compósito,
3. O módulo de elasticidade do material,
4. Caraterísticas de cura,
5. Sorção de água,
6. Configuração da cavidade
7. A intensidade da luz utilizada para polimerizar o compósito.

Embora a reação de polimerização seja a causa, o stress de retração pode ser o mecanismo para os desafios clínicos das restaurações adesivas na medicina dentária clínica.[22] Estes efeitos secundários incluem a rutura marginal, fracturas e consequente microinfiltração, cáries secundárias, adaptação marginal inadequada, coloração marginal, sensibilidade pós-operatória e potencial terapia endodôntica[20] . Para ultrapassar estes desafios clínicos nas restaurações diretas posteriores em compósito, podem ser considerados vários métodos de redução de tensão ao selecionar materiais de restauração que estão sujeitos a tensão de polimerização. Estes efeitos indesejáveis podem ser geridos e minimizados com os seguintes métodos:

1. Aplicação de revestimentos e bases de cavidades que actuam como amortecedores.[20,21]
2. Redução da intensidade luminosa das unidades de cura.[21-23]
3. Técnicas de estratificação incremental para resinas compostas.[24]
4. Seleção de resinas compostas de baixo encolhimento.[25]
5. Utilização de **restaurações** indirectas de resina composta

Sensibilidade

A sensibilidade pós-operatória é particularmente preocupante com as restaurações posteriores de compósito. Há provas de que os pacientes têm maior probabilidade de sentir sensibilidade pós-operatória ao morder com restaurações de compósito (19%) em comparação com amálgamas (3%). Embora uma variedade de factores possa causar ou contribuir para a sensibilidade nestas restaurações, o movimento do dente e o stress sob função aumentam a probabilidade de problemas.

A hiperoclusão também é comum com restaurações de compósito, uma vez que, ao contrário da amálgama, não passam por uma fase mole que se deforma sob tensão. Após a polimerização, os pontos altos são mais óbvios para o paciente. Além disso, a maioria dos compósitos aumenta ligeiramente à medida que absorve a humidade.

Outras fontes de sensibilidade incluem a contaminação e a perda de vedação nas margens e a polimerização inadequada dos componentes da resina em sistemas ligados. A polimerização incompleta pode causar espaços vazios quando os monómeros não fixados são lixiviados. Neste caso, a sensibilidade dentária é atribuível à invasão bacteriana.[22]

Biocompatibilidade de compósitos

- A biocompatibilidade é a capacidade de os materiais coexistirem com os tecidos vivos sem os danificar.
- Os materiais de restauração não biocompatíveis ou citotóxicos (ou seja, tóxicos para as células) podem causar reacções adversas a curto e longo prazo nos tecidos, desde sensibilidade pós-operatória a danos irreversíveis na polpa. [31]

É possível que os compósitos provoquem um insulto químico à polpa se os componentes se lixiviarem ou se difundirem do material e, subsequentemente, atingirem a polpa. Materiais compósitos inadequadamente curados no fundo de uma cavidade podem servir como um reservatório de componentes difusíveis que podem induzir inflamação pulpar a longo prazo. Esta situação é particularmente preocupante para os materiais activados por luz. Se um clínico tentar polimerizar uma camada demasiado espessa de resina ou se o tempo de exposição à luz for inadequado, o material não curado ou mal curado pode libertar constituintes lixiviáveis adjacentes à polpa.

No entanto, os compósitos adequadamente polimerizados são relativamente biocompatíveis porque apresentam uma solubilidade mínima e as espécies que não reagiram são lixiviadas em quantidades muito pequenas. Do ponto de vista toxicológico, estas quantidades devem ser demasiado pequenas para causar reacções tóxicas. No entanto, do ponto de vista imunológico, em condições extremamente raras, alguns pacientes e pessoal dentário podem desenvolver reacções alérgicas a estes materiais.

O problema de biocompatibilidade mais notório relacionado com a resina composta é a libertação de bisfenol A (BPA) dos compósitos à base de bis-GMA. O BPA, um precursor do bis-GMA e uma impureza na resina composta, demonstrou ser um xenoestrogénio, um composto sintético que imita os efeitos do estrogénio ao ter uma afinidade com os receptores de estrogénio.

Esta estrogenicidade do BPA foi relatada pela primeira vez num estudo clínico em 1996, em que o BPA foi recolhido na saliva após 1 hora da colocação do selante, tendo-se concluído que a aplicação do selante levou à exposição a xenoestrogénios nas crianças. Isto levou a um dilúvio de exames de acompanhamento para determinar a validade destes resultados.

Agora que já compreendemos as várias propriedades das resinas compostas, vamos analisar em pormenor os compósitos individuais.

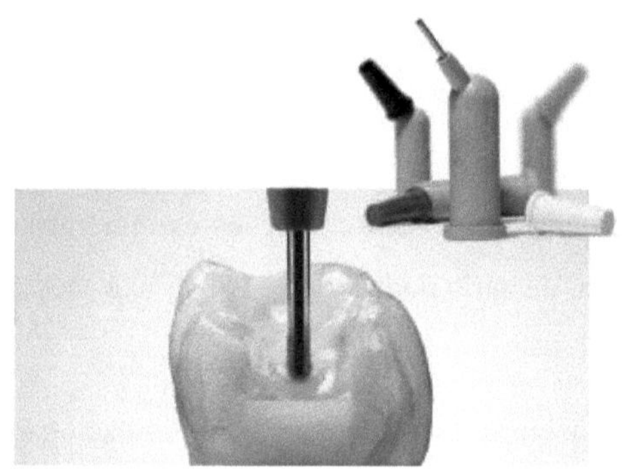

<u>**Compósitos fluidos**</u>

Um dos métodos utilizados para diminuir a viscosidade do compósito é o desenvolvimento de compósitos de resina fluida. Os compósitos de resina fluida, sendo um material menos viscoso, melhoram a molhabilidade ao fluírem para todas as superfícies preparadas, criando uma união íntima com os defeitos microestruturais no pavimento e nas paredes da preparação da cavidade. Além disso, actuam como uma camada intermédia flexível que ajuda a aliviar as tensões durante a contração da polimerização da resina de restauração. Estas caraterísticas e um sistema de entrega em seringa fazem deles a escolha ideal para a utilização como revestimento.[32]

Os compósitos fluidos atingem a sua viscosidade mais baixa principalmente através de uma redução do teor de carga de reforço e de alterações na química da matriz. No entanto, é bem sabido que uma diminuição do teor de carga afectará várias propriedades de uma resina composta endurecida, tais como a resistência mecânica e a retração de cura. Neste contexto, é importante investigar como diminuir a viscosidade de uma resina composta sem diminuir o seu teor de carga. Os três métodos para diminuir a viscosidade dos compósitos[53] são

1. Redução da viscosidade do monómero
2. Aquecimento de resinas compostas
3. Vibração sónica

Redução da viscosidade do monómero

O monómero de base mais utilizado comercialmente é o BisGMA (diglicidil dimetacrilato de bisfenol A; MW=512 g/mol - tem alta viscosidade e baixo grau de conversão.

39

Para melhorar as caraterísticas de manuseamento e permitir a incorporação de teores mais elevados de cargas inorgânicas, o BisGMA é normalmente combinado com monómeros de baixa viscosidade livre, como o TEGDMA (dimetacrilato de trietilenoglicol; MW=286 g/mol, =0,01 Pa. No entanto, a adição de TEGDMA aumenta a sorção de água e a retração da polimerização.

Para ultrapassar estes efeitos, os estudos têm sido direcionados para o desenvolvimento de análogos de Bis-GMA de baixa viscosidade e mais hidrofóbicos, tais como o Bis-GMA propoxilado sem hidroxilo (CH3Bis-GMA) e o Bis-GMA fluorado propoxilado (CF3Bis-GMA), como substitutos do TEGDMA em misturas de Bis-GMA.[33]

Aquecimento do compósito

O método de aquecimento foi concebido para produzir uma viscosidade "fluida" num compósito convencional. A vantagem deste método é que o material terá as mesmas propriedades físicas finais que o compósito convencional tipicamente mais preenchido, mas com a capacidade de o colocar como um material fluido. A temperatura de aquecimento é limitada para manter a temperatura do material suficientemente baixa para evitar danos na polpa quando colocada em preparações profundas.

Muitas resinas poliméricas apresentam uma viscosidade mais baixa quando são aquecidas. A base teórica para este comportamento é que a energia térmica força os monómeros ou oligómeros compostos a afastarem-se mais, permitindo que deslizem uns pelos outros mais facilmente. Estudos demonstraram que o aquecimento de polímeros em geral e de compósitos de resina reduz a viscosidade, melhorando assim a adaptação.[34]

As microfugas afectadas pelo pré-aquecimento foram discutidas de acordo com dois pontos de vista diferentes. O primeiro relacionou o pré-aquecimento do compósito com a redução das microfugas no compósito de classe II. Wagner et al., 2008 e Aksu et al., 2004 apoiaram este ponto de vista.[35, 36]

Wagner et al, compararam a microinfiltração em restaurações de compósito de Classe II preparadas com: compósito de resina pré-aquecido e compósito não aquecido e não encontraram diferenças estatísticas entre os materiais na margem oclusal. No entanto, na margem cervical, as amostras pré-aquecidas apresentaram uma microinfiltração estatisticamente mais baixa do que os controlos e todos os outros tratamentos.

O segundo estudo também indicou que o pré-aquecimento do compósito investigado resultou em microfugas significativamente menores na margem cervical, em comparação com o controlo ou a utilização da resina fluida correspondente.

Lucey et al., 2010, testaram a viscosidade pré-curada e a dureza da superfície pós-curada para o compósito pré-aquecido e afirmaram que o pré-aquecimento do compósito de resina reduz a sua viscosidade pré-curada e aumenta a dureza da superfície subsequente.[37]

Uma revisão sistemática efectuada por Lopes et al concluiu que o método é seguro para utilização clínica e que pode haver alguma vantagem em melhorar o selamento marginal sem afetar negativamente outras propriedades.[38]

O pré-aquecimento dos materiais à base de resina foi efectuado por dispositivos comerciais -

- Calset (AdDent Inc., Danbury CT, EUA),
- ENA Heat (Micerium SpA, Avegno GE, Itália),
- Hotset,
- HeatSync, e
- Caps Warmer (VOCO GmbH, Cuxhaven NI, Alemanha).
- Além disso, utilizar um banho-maria e uma incubadora.

Vários tipos de materiais à base de resina (resina composta híbrida, metacrilatos, silorano, cimentos de resina) foram testados em laboratório para avaliar a influência do pré-aquecimento nas suas propriedades físicas, mecânicas e de fotoactivação.

Tabela 6. Estudos que investigaram o efeito do pré-aquecimento dos compósitos de resina na microinfiltração em classe II e V, grau de conversão, propriedades mecânicas, retração de polimerização, dureza e adaptação marginal.

First author + Year	Temperature	Variables tested	Results
Aksu, MLN [43] (2004).	130°C	Micro leakage in Class II composite	Preheating of the composite investigated resulted in significantly less micro leakage at the cervical margin compared to the control or the use of the corresponding flowable resin.
Durnoch, M [44] 2005	Between 3°C and 60°C	Monomer conversion and duration of light exposure	Pre-heating composite prior to photoactivation provides greater conversion requiring reduced light exposure than with room-temperature composite.
Wagner, W.C [45] 2008	54.4°C	Micro leakage in Class II composite restorations	Preheating the composite resulted in significantly less micro leakage at the cervical margins compared to the flowable liner and control.
Walter, R [46] 2009	37°C, 54°C, oe 68°C	Polymerization shrinkage	Preheating composite to relatively high temperatures (54°C or 68°C) to increase its flow and adaptation causes an increase in volumetric shrinkage
Lohbauer, U [47] 2009	Between 10°C. and 68 °C.	Degree of conversion	Pre-heating of resin composites does not increase degree of conversion over time. Polymerization shrinkage as a function of pre-heating temperatures exhibited a linear correlation after 5 min, but no statistically different behavior after 24 h.

A temperatura média de pré-aquecimento encontrada na literatura é de 54-68 °C, considerada uma temperatura segura por alguns autores,[39,40] uma vez que não causa danos ao tecido pulpar.

A temperatura do material aquecido colocado na cavidade não é a mesma, uma vez que se regista uma queda rápida de aproximadamente 50% em 2 minutos, contados após a remoção do material do dispositivo de aquecimento.[41] Considera-se que um aumento da temperatura da polpa de 5,5 °C é o limiar potencialmente prejudicial para o tecido pulpar humano[42] e a espessura de dentina remanescente ainda parece ser um dos factores mais importantes para a proteção da polpa, uma vez que a dentina actua como uma barreira térmica contra estímulos nocivos.

Outra consideração importante sobre o pré-aquecimento é o tempo necessário para obter uma boa fluidez e melhorar as propriedades do material de restauração. Nem todos os artigos mencionam esta informação.

Dos estudos que mencionaram o tempo necessário para o aquecimento do material, os tempos mínimo e máximo encontrados foram de 40 s a 24 h, ou seja, há uma variação muito grande. No entanto, um tempo clínico razoável é de aproximadamente 15 min, como utilizado em alguns estudos.[37,40]

O dispositivo mais comum para pré-aquecimento é o Calset (AdDent Inc, Danbury, CT, EUA). As instruções do fabricante recomendam-no para o pré-aquecimento de muitos tipos de instrumentos e materiais, como cápsulas ou seringas de resinas compostas, dispensadores de compósitos, anestésicos, espátulas e ventileiros laminados. O dispositivo é apresentado com diferentes tabuleiros, consoante as necessidades de pré-aquecimento do médico. Oferece três temperaturas diferentes e permite pré-aquecer ou manter a temperatura a 37 °C, 54 °C ou 68 °C, como o Caps Warmer (VOCO). Outro dispositivo, o ENA Heat (Micerium SpA, Avegno GE, Itália) oferece duas temperaturas diferentes 39 °C e 55 °C, o Hotset 39 °C e 69 °C e o HeatSync 68 °C.

As resinas compostas reduzem a sua viscosidade quando aquecidas, facilitando a adaptação às paredes da preparação da cavidade[43,35,44] e há uma melhoria das propriedades físicas, tais como um maior grau de conversão[45,46] e uma menor contração de polimerização.[47]

O pré-aquecimento de materiais à base de resina aumenta a conversão sem acelerar o tempo em que ocorre a taxa de cura máxima. Esta melhoria é provavelmente conseguida através do aumento da mobilidade molecular e da frequência de colisão das espécies reactivas. O fenómeno envolve um adiamento da propagação controlada por difusão, da terminação controlada por reação-difusão e da auto-desaceleração, permitindo assim que o sistema atinja conversões limite mais elevadas antes da vitrificação.[48] Sabe-se ainda que, para além do pré-aquecimento, as propriedades da resina podem ser melhoradas devido a outras situações, tais como o aumento do tempo de ativação da luz e a potência das unidades de fotopolimerização LED. Normalmente, a temperatura utilizada para melhorar estas propriedades é de 54 °C a 68 °C, consoante o tipo de aparelho disponível.

 Deve ter-se em conta que os compósitos de resina com diferentes composições podem demorar diferentes tempos a atingir uma temperatura estável e que é necessário tempo suficiente para atingir e manter a temperatura.[41] Além disso, quando se avaliou o efeito dos tipos de compósitos nos valores de temperatura, parece que os diferentes tipos de compósitos não afectaram os valores de temperatura e a temperatura máxima do compósito atingida foi de 48,3 ± 0,7 °C quando a unidade Calset foi pré-ajustada para 54 °C e 54,7 ± 1,9 °C quando pré-ajustada para 60 °C[41] . Mas o compósito já carregado numa seringa de distribuição foi mais eficiente: foram atingidas temperaturas mais elevadas com este método, em oposição ao pré-aquecimento do compósito separadamente.

Vibração sónica

O princípio desta técnica pressupõe que a vibração diminui a viscosidade da resina, permitindo que o material flua e se adapte facilmente às paredes da cavidade sem poros de ar, de forma semelhante a um compósito fluido.[53] Assim, um material condensável com uma viscosidade aumentada pode ser utilizado de forma semelhante a um compósito fluido, sem a desvantagem de uma elevada contração de polimerização e de propriedades mecânicas fracas.[49]

Alrahlah et al., 2014 estudaram a profundidade de cura pós-cura de compósitos de resina de enchimento em massa utilizando perfis de dureza

Vickers (VHN), afirmaram que o SonicFill apresentou o VHN mais elevado,[50] também o enchimento sónico e o enchimento em massa Tetric EvoCeram apresentaram a maior profundidade de cura entre os compósitos examinados.

Ilie et al., 2013 estudaram o desempenho mecânico de sete RBCs de enchimento a granel e afirmaram que; as resistências à flexão significativamente mais elevadas foram medidas para o SonicFill.[51] Yapp et al., 2011 descobriram que; o preenchimento sónico curou adequadamente à profundidade máxima recomendada quando curado com luz de cura Demi definida para produzir um dente de serra quando utilizado de acordo com as instruções de utilização do fabricante[52]

Resina composta G-aenial

O G-aenial Universal Flo é o compósito injetável único e altamente resistente ao desgaste da GC para utilização em restaurações gerais, incluindo todas as cavidades de Classe I a V.

O G-ænial está disponível em duas versões diferentes: G-ænial Anterior e G-ænial Posterior.

Estes foram formulados para satisfazer os diferentes requisitos dos compósitos anteriores e posteriores no que respeita a caraterísticas como a radiopacidade e o manuseamento.

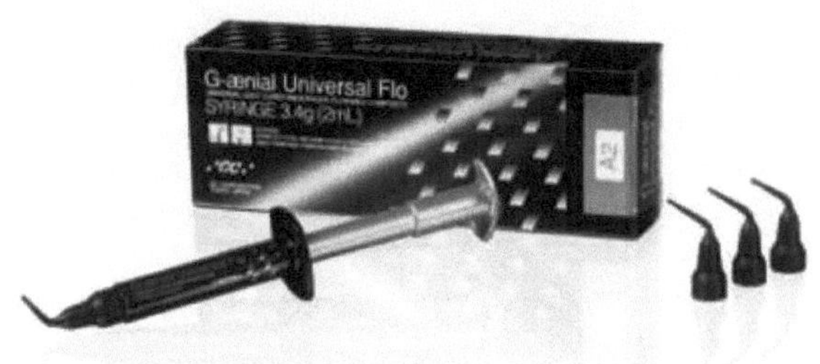

Figura 14. Resina composta G-aenial Universal Flo

Composição

O G-ænial é classificado como um compósito híbrido com uma combinação de 2 tipos de cargas de resina pré-polimerizada. É composto por matriz, cargas, pigmento e foto-iniciadores.

Matriz

A matriz é constituída por uma mistura de dimetacrilato de uretano (UDMA) e co-monómeros de dimetacrilato. O G-ænial é isento de bis-GMA.

Tabela 7. Composição da resina composta G-ænial

Components		G-ænial Anterior	G-ænial Posterior
Methacrylate Monomers		X	X
Pre-polymerized fillers 16-17μ	Silica containing	X	X
	Strontium and Lanthanoid Fluoride containing	X	X
Inorganic filler > 100 nm	Silica	X	-
	Fluoroaluminosilicate	-	X
Inorganic filler < 100 nm	Fumed silica	X	X
Pigments		Trace	Trace
Catalysts		Trace	Trace

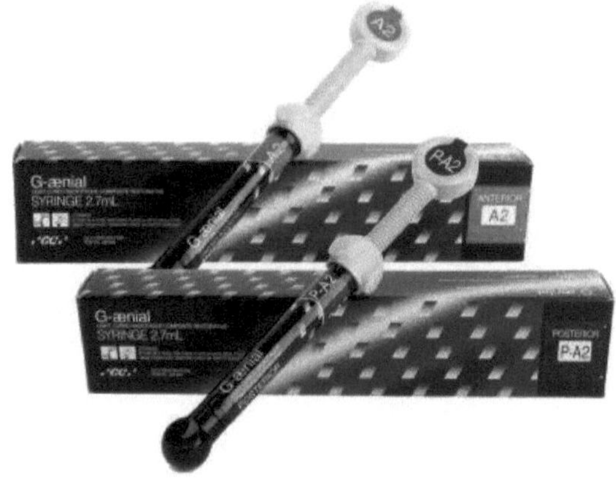

Figura 15. Resina composta G-ænial anterior e posterior

Enchimento

São utilizados dois tipos diferentes de cargas pré-polimerizadas, que oferecem uma radiopacidade útil do ponto de vista clínico, mantendo uma estética perfeita tanto na região anterior como na posterior. As cargas pré-polimerizadas também contribuem para o baixo nível de contração encontrado com o G-ænial. São produzidos através da polimerização de uma matriz de resina na qual foram incorporados microenchimentos e, em seguida, a resina polimerizada é fresada em partículas com um tamanho médio de 16 a 17μ.

O vidro de fluoroaluminosilicato silanizado é adicionado à formulação Posterior para aumentar a radiopacidade, enquanto a sílica é utilizada na formulação Anterior. Finalmente, a sílica pirogénica é dispersa entre as cargas pré-polimerizadas e as outras cargas inorgânicas.

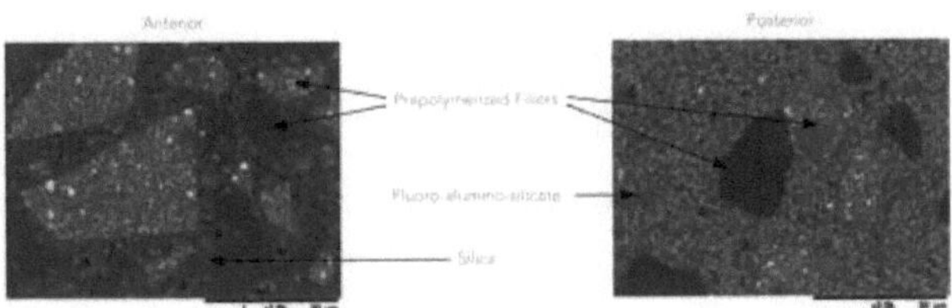

Figura 16- Imagem SEM do sistema de enchimento do G aenial anterior e posterior

Para melhorar a ligação entre a sílica e a resina da matriz, as superfícies de sílica são tratadas hidrofobicamente com constituintes de dimetilo.

Iniciadores

O G-ænial utiliza uma combinação de canforoquinona e amina como catalisador.

Caraterísticas e vantagens

- Estética superior com opalescência e fluorescência semelhantes às dos dentes.

- Manuseamento ótimo; uma fórmula suave, não pegajosa e esculpível para G-ænial Anterior, e uma fórmula mais embalável para G-ænial Posterior.

- Tempo de trabalho prolongado sob luz operatória, particularmente em G-ænial Anterior.

- Melhoria da radiopacidade para acompanhamento do paciente e controlo das restaurações

A tecnologia SDR é uma estrutura patenteada de uretano dimetacrilato que é responsável pela redução da contração e da tensão de polimerização. O SDR tem uma contração global mínima (3,5%) em comparação com outros compósitos fluidos convencionais. A retração volumétrica mais baixa contribui para uma tensão de polimerização global mais baixa. A SDR proporciona uma redução aproximada de 20% na contração volumétrica e uma redução de quase 80% na tensão de polimerização[85] em comparação com as resinas de metacrilato convencionais, como se mostra na Figura 18.

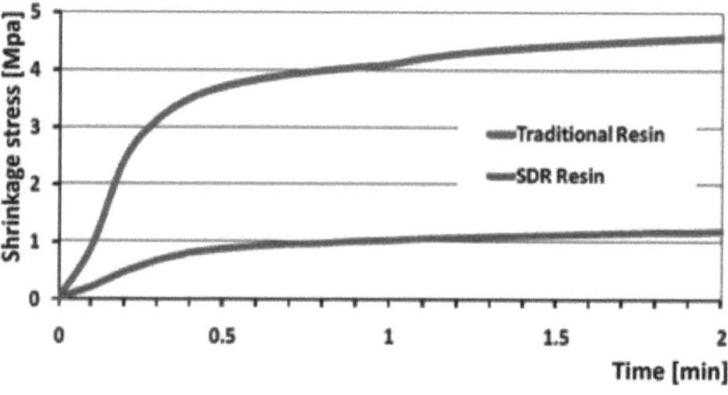

Figura 17. Desenvolvimento da tensão de contração para a resina de metacrilato tradicional em comparação com a tecnologia SDR

A baixa tensão deve-se em parte ao maior tamanho da resina SDR em comparação com os sistemas de resina convencionais (peso molecular de 849 g/mol para a resina SDR em comparação com 513 g/mol para o Bis-GMA). A tecnologia SDR compreende a combinação única de uma estrutura molecular tão grande com uma porção química denominada "Modulador de Polimerização" quimicamente incorporada no centro da espinha dorsal da resina polimerizável do monómero da resina SDR.

O elevado peso molecular e a flexibilidade conformacional em torno do modulador centrado conferem uma flexibilidade optimizada e uma estrutura de rede à resina SDR.

SDR flow+ Caraterísticas e vantagens

O SDR flow+ é um compósito radiopaco de um componente, contendo flúor, curado com luz visível. O SDR flow+ tem caraterísticas de manuseamento típicas de um compósito fluido, mas pode ser colocado em incrementos de 4 mm com uma tensão de polimerização mínima. O SDR flow+ tem uma caraterística de auto-nivelamento que permite uma adaptação íntima às paredes da cavidade preparada. Quando utilizado como material de base/forro em restaurações de Classe I e II, foi concebido para ser sobreposto com um compósito universal/posterior à base de metacrilato para substituir o esmalte oclusal/facial em falta. Também é adequado como material de restauração autónomo em restaurações de Classe III e V sem a aplicação de um capeamento separado

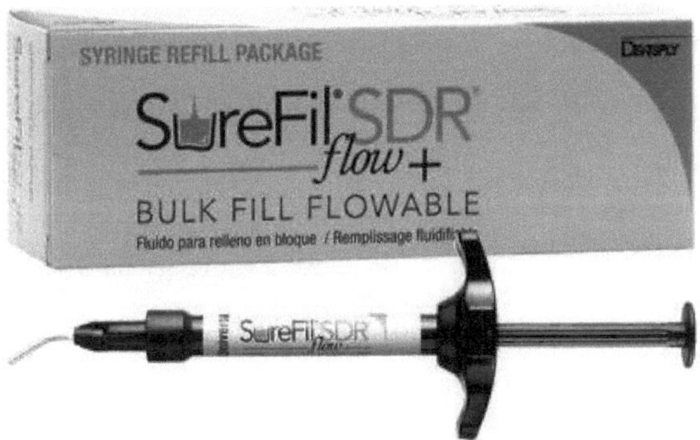

Figura 18. Resina composta Surefil SDR flow+

Tabela 8. - Caraterísticas e vantagens do SDR flow+

Feature	Benefit
Bulk Fill	• Simplified placement technique
Self-leveling handling	• Excellent cavity adaptation • Minimizes need for manipulation of material
SDR Technology	• Low stress
High radiopacity	• Visibility on x-rays
Increased wear resistance	• New indications for Class III and V in addition to Class I and II restorations
Different shades	• Esthetic appearance

Composição do fluxo de DSE+

Na transição de SD para SDR flow+, a composição da matriz de resina e da pasta de carga foi modificada. A fim de reforçar o material, melhorar a sua radiopacidade e reduzir o seu desgaste, a carga de enchimento foi aumentada em 2,5% pts e o anterior enchimento de vidro do SDR foi parcialmente substituído por um enchimento alternativo que proporciona uma maior resistência. A fim de manter as principais caraterísticas do SDR, como a fluidez e o manuseamento autonivelante, a resina foi também reformulada para se ajustar à consistência global da nova carga de enchimento.

O SDR flow+ incorporou 70,5 wt% / 47,4 vol% de carga. A matriz de resina contém resina de uretano dimetacrilato modificada patenteada; TEGDMA; resina de dimetacrilato polimerizável; resina de trimetacrilato polimerizável; fotoiniciador de canforoquinona (CQ); fotoacelerador de etil-4(dimetilamino)benzoato; hidroxitolueno butilado (BHT); agente fluorescente e estabilizador de UV. O material de enchimento contém vidro de bário-alumino-fluoro-borosilicato silanizado; vidro de alumino-fluoro-silicato de estrôncio silanizado; sílicas de fumo tratadas à superfície; fluoreto de itérbio; pigmentos inorgânicos sintéticos de óxido de ferro e dióxido de titânio.

<u>**Resinas compostas de enchimento a granel**</u>

Em 2010, foi introduzida uma nova classe de material.[54] Esta foi classificada como compósito de resina de enchimento em massa e destinava-se a simplificar a colocação clínica de compósitos de resina, permitindo a polimerização de incrementos de 4-5 mm. Estes materiais têm uma maior transmitância de luz e profundidade de cura em comparação com os compósitos de resina convencionais.[55,56] Trata-se de um material mais translúcido com uma capacidade de polimerização melhorada através de modificações do material de enchimento, incorporando monómeros de elevado peso molecular e novos fotoiniciadores alternativos.[57,51]

Vários materiais de enchimentoa granel atualmente disponíveis aumentaram o tamanho do enchimento ou diminuíram o conteúdo do enchimento para minimizar a dispersão da luz, encorajando assim a transmissão da luz.[58] Foram feitos ajustes nos monómeros e nos fotoiniciadores com o objetivo de melhorar as propriedades ópticas, reduzir o encolhimento da polimerização e aumentar a profundidade de cura.[59]

Os materiais de preenchimento a granel estão disponíveis em várias formulações, incluindo resina fluida, de corpo inteiro e reforçada com fibras. Utilizando sistemas de ligação auto-adesivos, o operador pode encurtar o procedimento de ligação e, ao mesmo tempo, reduzir a sensibilidade pós-operatória. [60,61]

Com materiais de enchimento a granel, a matriz de resina foi modificada com cargas compostas por partículas de sílica e zircónia não aglomeradas. Têm partículas nano-híbridas com uma carga de carga até 77% em peso. Os materiais fluidos têm geralmente uma carga de carga mais baixa do que os produtos não fluidos.

Os compósitos bulk fill reforçados com fibras são materiais compósitos com três componentes diferentes: a matriz (fase contínua), as fibras (fase dispersa) e a zona intermédia (interfase). Os materiais FRC apresentam uma elevada rigidez e resistência por peso quando comparados com outros materiais estruturais, juntamente com uma tenacidade adequada. [63]

Outros materiais de enchimento modificados disponíveis para o profissional incluem um material de enchimento ativado por ultra-sons (Sonicfill, Kerr). A energia sónica contribui para aumentar a fluidez com uma melhor distribuição das partículas inorgânicas, o que pode ser atribuído à quantidade e composição da matriz orgânica e inorgânica deste material.[64]

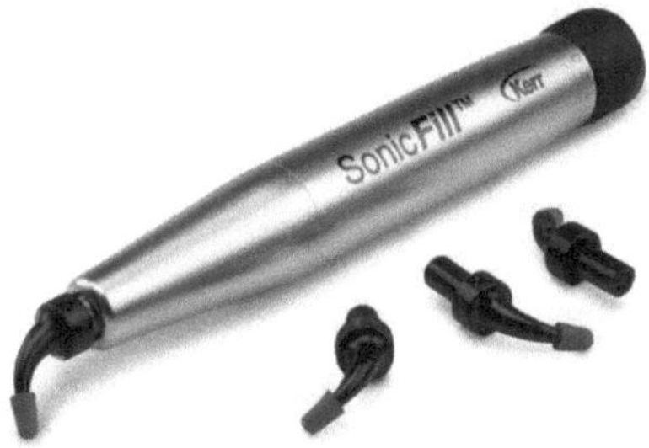

Figura 19. Resina composta Sonic Fill

Outra modificação dos materiais de preenchimento em massa inclui a utilização de tecnologia termo-viscosa para aquecer a pistola de aplicação, o que permite uma aplicação mais fácil do material na cavidade, seguida da escultura da resina (VisCalor, Voco).

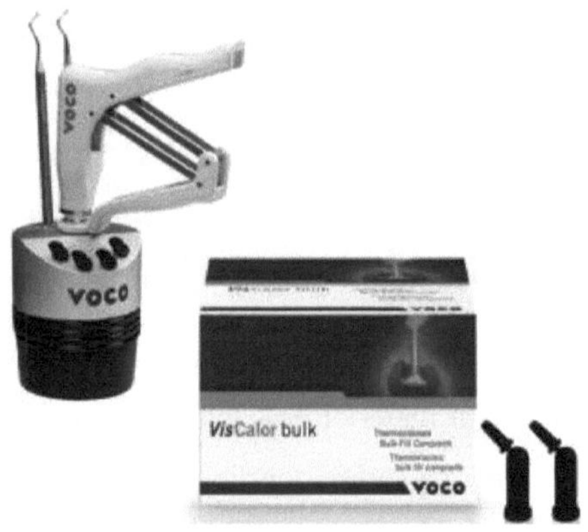

Figura 20. Resina composta Viscalor bulk fill

As resinas de restauração bulk fill apresentam menor tensão de contração de polimerização do que os compósitos micro-híbridos convencionais durante e após a fotopolimerização, quando utilizadas em restaurações posteriores de Classe II.[65] Os dentes restaurados com materiais compósitos convencionais têm valores médios de movimento cúspide total significativamente mais elevados em comparação com os dentes que utilizam material de restauração de resina bulk fill.[66]

A investigação indica que a utilização de bulk fill de alta viscosidade resulta num tempo clínico mais curto quando comparado com resinas convencionais utilizando a técnica de preenchimento incremental, sem diferença significativa entre os dois grupos em termos de sensibilidade pós-operatória.[67]

Composição das resinas compostas de enchimento a granel

Os materiais de enchimento a granel têm uma composição química semelhante à dos RBCs convencionais, com algumas variações. Em geral, os principais monómeros que formam a matriz de resina da maioria dos compósitos estão presentes, tais como o Bis-GMA, UDMA, TEGDMA e EBPDMA com um peso molecular moderado. No entanto, foram adicionados outros monómeros com viscosidades mais baixas. Estas alterações contribuem para a caraterística "bulk" dos compósitos de enchimento a granel.[68]

Modificações do monómero de enchimento a granel

Não existe uma composição generalizada para todos os enchimentos a granel, uma vez que cada produto depende do fabricante. Por exemplo, o Surefil SDR flow (DENTSPLY/Caulk) contém um monómero específico; UDMA (uretano dimetacrilato). Os fabricantes afirmam que possui uma tecnologia de resina que diminui a tensão (SDR), da qual obteve o seu nome. Isto proporciona uma flexibilidade superior da molécula, evitando assim o stress de polimerização durante a cura.

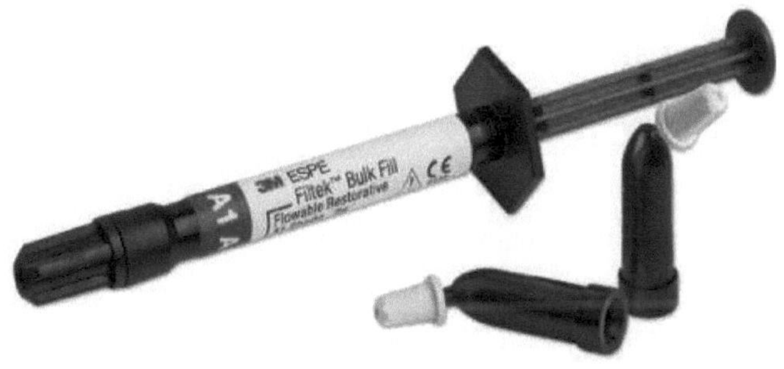

Figura 21. Resina composta Filtek bulk fill flowable (3 M ESPE)

Filtek bulk fill flowable (3 M ESPE) é baseado numa combinação de quatro monómeros diferentes: Bis-GMA, UDMA, Procrylat, e Bis-EMA.

O monómero à base de UDMA tem um peso molecular elevado de 849 g/mol, diminuindo assim o encolhimento da polimerização.[68] Este monómero é modificado para incluir um grupo fotoactivo que o fabricante designa por "modulador de polimerização". O encolhimento da polimerização é reduzido quando o material é exposto à luz, e os grupos fotoactivos são clivados. Simultaneamente, a cadeia de oligómeros quebra-se, o que contém a tensão ao mesmo tempo que gera radicais que podem promover mais conversão e reticulação do material, mantendo a taxa de polimerização ou o grau de conversão. Além disso, o monómero Procrylat é responsável por uma maior fluidez, reduzindo assim a tensão de polimerização.

Modificações da máquina de enchimento a granel

A percentagem de cargas no compósito de enchimento a granel é de 66-70% em volume e é inferior à dos compósitos micro-híbridos e nano-híbridos convencionais. No entanto, tem uma percentagem em volume comparável à dos RBCs fluidos convencionais, mas uma percentagem em peso superior. Este facto pode ser explicado pelo grande tamanho do material de enchimento (20 μm).

A menor percentagem de cargas com um tamanho maior diminuiu o índice de refração entre a matriz e o sistema de cargas, permitindo, consequentemente, uma maior penetração da luz e, consequentemente, uma maior profundidade de cura[68] . Os fabricantes identificaram muitos dos componentes de enchimento a granel que melhoraram a profundidade de cura, no entanto, algumas informações permanecem não reveladas, tais como a proporção de cada monómero, o teor de enchimento ou as suas formulações exclusivas.

Por exemplo, o Tetric N-Ceram Bulk fill (TBF; Ivoclar Vivadent, Schaan, Liechtenstein) e o SDR (Caulk DENTSPLY, York, PA, EUA) foram lançados com o fabricante a afirmar que contêm um aliviador de tensões de contração que minimiza a contração da polimerização.

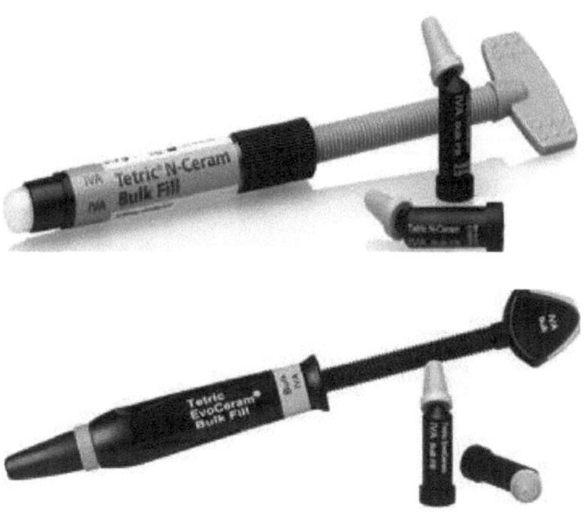

Figura 22. Linha Tetric N das resinas compostas

Sistema de iniciação de polimerização de enchimento a granel

Alguns fabricantes adicionaram um novo foto-iniciador, como o Ivocerin, da Ivoclar vivadent, no enchimento a granel Tetric Evoceram. Este foto-iniciador actua como um promotor de polimerização que se baseia no elemento químico Ge (germânio), o que torna o Ivocerin mais reativo devido a uma maior absorção de 400-450 nm quando comparado com o foto-iniciador tradicional canforoquinona.

Classificação do compósito de enchimento a granel

A composição exacta de muitos dos materiais de enchimento a granel atualmente disponíveis não é disponibilizada pelos fabricantes, o que impossibilita o desenvolvimento de uma classificação precisa dos materiais[69] . Podem ser classificados de acordo com a sua viscosidade e modo de aplicação.

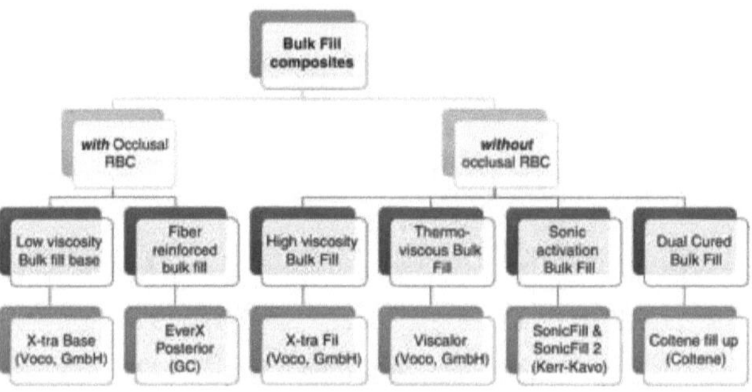

Figura 23. Classificação da resina composta de enchimento a granel

Classificação de acordo com a viscosidade

1. Enchimento a granel de baixa viscosidade

Um enchimento a granel de base é um material fluido de baixa viscosidade que facilita a colocação através de um pequeno bocal de uma seringa. Este facto contribui para a sua adaptação em cavidades mais profundas e menos acessíveis. Apresentam propriedades mecânicas inferiores; a superfície é menos resistente ao desgaste devido à menor quantidade de cargas presentes em comparação com os compósitos de resina convencionais/micro-híbridos ou nano-híbridos. Assim, é necessária a sobreposição com um compósito convencional, o que representa uma técnica de enchimento em duas fases. Estes materiais de enchimento de base são também designados por materiais compósitos de enchimento fluidos.[69]

2. Enchimento a granel de alta viscosidade

Os compósitos bulk fill de corpo inteiro têm um teor de carga inorgânica mais elevado quando comparados com os bulk fill de base de baixa viscosidade, o que faz com que sejam mais resistentes ao desgaste e suportem melhor a carga mastigatória. Por conseguinte, podem ser utilizados para preencher toda a cavidade e esculpir a sua superfície oclusal como camada final sem necessidade de serem cobertos com um compósito convencional. Este grupo de preenchimentos em massa é uma verdadeira representação da categoria de preenchimento em massa, permitindo a reconstrução das estruturas dentárias perdidas.[69]

3. Enchimento a granel de alta viscosidade modificado

A. Enchimento a granel ativado por ultra-sons

Os enchimentos a granel de alta viscosidade têm melhores propriedades mecânicas quando comparados com os enchimentos a granel de baixa viscosidade, enquanto os enchimentos a granel de base de baixa viscosidade são mais fáceis de aplicar em cavidades mais profundas. Foram introduzidos materiais de enchimento a granel activados por sonda (SonicFill e SonicFill 2 e, mais recentemente, SonicFill 3 Kerr; Orange, CA, EUA).

Trata-se de um enchimento a granel de alta viscosidade que é dispensado através de uma peça de mão movida a ar utilizando vibração sónica, o que resulta numa redução da viscosidade dos materiais em quase 84%. Como resultado, pode ser aplicado facilmente na cavidade como um composto fluido, antes de voltar ao seu estado mais viscoso, que pode então ser esculpido na anatomia necessária.[69,70]

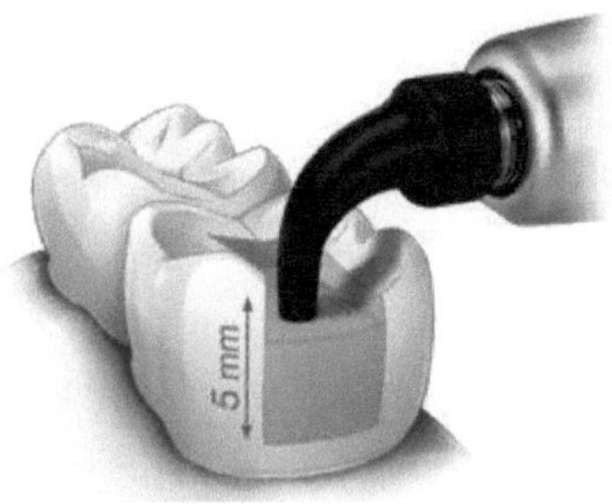

B. Enchimento termo-viscoso a granel

O VisCalor bulk fill é o primeiro material no mercado que utiliza a tecnologia termo-viscosa. A superfície do material de enchimento é tratada e sincronizada com a matriz de resina, o que ajuda a prolongar a sua viscosidade reduzida durante o aumento da temperatura. O efeito desta tecnologia é um material que é aplicado numa consistência fluida a uma temperatura de 68°C através de um aquecedor de compósitos ou do novo dispensador VisCalor, mas que pode ser esculpido como os compósitos embaláveis a uma temperatura normal.

Enchimento a granel reforçado com fibras

Existem outros compósitos de alta viscosidade, que podem ser colocados a granel; contêm cargas de fibra de vidro que reforçam o complexo dente/compósito quando restaurado.

Estes incluem o EverX Posterior (GC). Estes compósitos reforçados com fibras são utilizados como substitutos da dentina aquando da restauração de cavidades de grandes dimensões. As fibras de enchimento tendem a prevenir e inibir a propagação de fissuras, evitando a fratura, que é uma das razões mais comuns para a falha do compósito.[69]

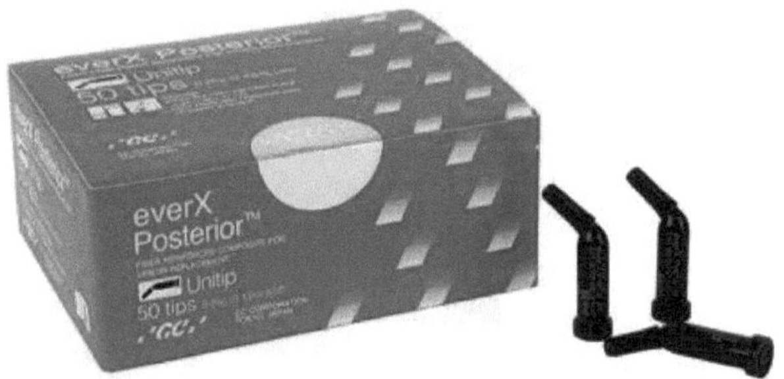

Figura 24. Resina composta reforçada com fibra - ever X Posterior

Resina composta Dual Cured Bulk Fill

Os compósitos de enchimento a granel podem também ser classificados de acordo com o seu modo de fotopolimerização; compósitos de enchimento a granel de cura ligeira ou dupla. Os BFC de cura dupla, como o fill-up, têm uma carga de carga baixa (65% em peso), mas os fabricantes afirmam que este material pode ser utilizado sem um RBC convencional como camada final. Devido à falta de estudos clínicos que suportem esta informação, os autores alertam os clínicos para o facto de se esperar que o baixo teor de carga no compósito o torne menos resistente ao desgaste.[69]

Tonalidades de enchimento a granel e profundidade de cura

Cada empresa de fabrico fornece as suas próprias tonalidades para os compósitos de enchimento a granel. No entanto, as tonalidades tendem a ser mais translúcidas do que as tonalidades semelhantes dos compósitos universais convencionais.

A translucidez é uma caraterística ótica que é altamente distinta nos compósitos de enchimento em massa, quando comparada com os compósitos convencionais. Esta propriedade é afetada por vários parâmetros, tais como o tamanho e a percentagem de cargas, a translucidez das cargas, os opacificadores, a resina orgânica e o índice de refração da resina. Quando o índice de refração da resina e das cargas orgânicas é quase o mesmo, o material é mais translúcido.

A elevada translucidez facilita a penetração da luz através da resina durante a polimerização, aumentando o grau de conversão e a profundidade de cura. Isto explica a capacidade do bulk fill ser colocado num incremento de mais de 4 mm. Os compósitos bulk fill de baixa viscosidade têm uma carga de carga baixa, o que torna o compósito mais translúcido e, por conseguinte, uma maior profundidade de cura. Apesar do seu melhor DOC, outras propriedades são comprometidas para obter esta translucidez, como a estética. Se a estética for uma prioridade para o doente na região posterior, pode ser colocada uma camada de cobertura de compósito convencional, uma vez que é compatível com a maioria dos materiais de enchimento em massa.   Também o SonicFill (Kerr) que pode ser aplicado numa técnica de camada única

Cura ligeira

Um feixe de luz visível (branca) é constituído por uma gama (ou espetro) de comprimentos de onda (ou frequências). Como Isaac Newton demonstrou, a luz branca pode ser dividida, através de um prisma de vidro, nas suas gamas de comprimentos de onda constituintes, do vermelho ao violeta, frequentemente designadas por letras maiúsculas: ROYGBIV. Como James Clark Maxwell demonstrou, teoricamente, e Heinrich Hertz demonstrou experimentalmente, a luz visível é apenas uma parte central de todo o espetro eletromagnético, com o ultravioleta (UV) a estender-se para além do violeta e o infravermelho (IR) e as ondas de rádio a estenderem-se para além do vermelho. De acordo com a teoria quântica, cada fotão de luz tem uma energia (E) dada pelo produto da sua frequência (v) pela constante de Max Planck (h).

Quando se utiliza uma unidade de fotopolimerização (LCU), baseada num chip de díodo emissor de luz (LED), a Exitância Radiante (mW/cm2) é uma medida da potência de saída (Watts) por unidade de área. A potência (W) é a energia (Joules) por unidade de tempo. Quando consideramos a energia luminosa que incide numa superfície alvo, utilizamos o termo Irradiância (I), com as mesmas unidades que a exitância radiante. Assim, assumindo que a irradiância se mantém constante, ao longo do tempo (t), a exposição radiante ou energia (E) fornecida é: $E = I \times t$

Penetração de fotões em compósitos

Em primeiro lugar, antes de o fluxo de fotões da ponta da ótica da LCU atingir a superfície do compósito alvo, alguns podem perder-se se a ponta da ótica estiver a qualquer distância do alvo. Isto deve-se ao ângulo de divergência do feixe de luz, pelo que a irradiância diminui geralmente com a distância da ponta.[71,72] É por isso que a distinção entre emitância radiante e irradiância é importante. Estas quantidades só são numericamente iguais quando a ponta se encontra na proximidade imediata do alvo. No entanto, clinicamente, isto nem sempre é possível; por exemplo, numa cavidade de Classe I ou Classe II, as cúspides restantes podem criar um "afastamento" para a ponta ótica, acima da superfície oclusal da restauração.

Em segundo lugar, quando a luz incide na superfície da pasta de hemácias, uma fração significativa pode ser reflectida de volta, tal como expresso pela quantidade r na Eq.

Em terceiro lugar, a luz que penetra na superfície superior do compósito pode ser sujeita a atenuação através de dois processos principais: (1) absorção e (2) dispersão.

A dispersão da luz é comum nas interfaces internas, especialmente quando há uma alteração do índice de refração (n) entre duas fases, como a resina e as partículas de enchimento. Alguns compósitos de enchimento a granel incorporam quantidades de fibras curtas. Estas estão normalmente dispostas em orientações aleatórias: a sua distribuição espacial é isotrópica (igual em todas as direcções). Consequentemente, não apresentam fenómenos ópticos especiais. A dispersão aumenta sensivelmente com os comprimentos de onda mais curtos, pelo que a luz azul penetra mais do que a luz violeta. O tamanho das partículas de enchimento (ou o diâmetro das fibras) tem um efeito importante. Muitas vezes, os diâmetros das partículas ou das fibras são superiores ao comprimento de onda da luz (cerca de 470 nm ou 0,47 μm), pelo que o feixe de luz "vê" as partículas e é refractado à medida que passa, ou seja, disperso da sua direção original de viagem.

Em contrapartida, as nanopartículas (cerca de 100 nm) não são "vistas" pelo feixe de luz, pelo que não dispersam a luz. A arte e a ciência da formulação de RBC têm em conta estes factores físicos para atenuar os efeitos indesejáveis. Isto tem sido particularmente crítico na conceção de materiais de enchimento a granel com transmissão de luz optimizada e na utilização de misturas de foto-iniciadores de elevada eficiência. A absorção de luz ocorre quando os fotões encontram: (a) moléculas de pigmento ou espécies semelhantes e (b) moléculas de foto-iniciador.

Grau de conversão

A quantidade mais amplamente referenciada para expressar o "sucesso" molecular imediato da fotopolimerização é o Grau de Conversão (DC). O DC de uma superfície composta ou película fina é a percentagem de ligações duplas C=C nas moléculas de monómero que "desapareceram" ou foram convertidas em ligações simples C-C pela polimerização.

A DC é mensurável por espetroscopia de infravermelhos.[73,74] Para um compósito de dimetacrilato bem polimerizado, a DC é tipicamente da ordem dos 60-70%, não se aproximando de todo dos 100%

A razão para valores de DC% muito inferiores a 100% é que a polimerização destas moléculas de reticulação é um processo auto-limitado. Quando o monómero começa a polimerizar, a viscosidade aumenta rapidamente e, em segundos, o material vitrificou (entrou no estado vítreo da matéria), pelo que a rede se torna topologicamente emaranhada e a mobilidade necessária para a reação posterior é muito reduzida ou torna-se impossível.

Avanços recentes em compósitos posteriores

A. Compósitos de resina auto-adesivos com matriz de resina ácida

Um dos primeiros compósitos fluidos auto-aderentes disponíveis no mercado (Vertise Flow; Kerr, CA, EUA) (Figura 26) continha um metacrilato de éster de ácido fosfórico e dimetacrilato de glicerol-fosfato (GPDMA) como monómeros funcionais ácidos.[75] O grupo funcional do fosfato tinha um grupo fosfato ácido para gravar a estrutura do dente e dois grupos metacrilato para co-polimerização com outros monómeros de metacrilato. [76]

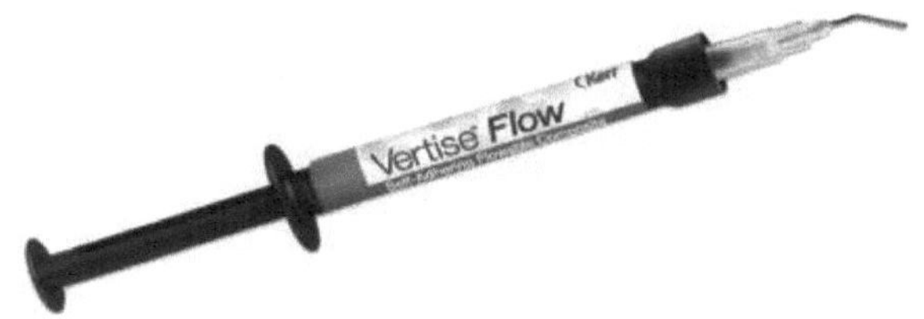

Figura 25. Resina composta Vertise Flow

Apesar da menor nano-fugas exibidas por estes compósitos fluidos auto-aderentes em comparação com os compósitos convencionais, a sua retenção e resistência de ligação à dentina e a adaptação interfacial ao esmalte e à dentina têm sido sub-óptimas, conforme indicado por estudos in vitro[76] e clínicos[77] .

Fusio Liquid Dentin

Dentina líquida Fusio (Pentron, Orange, CA, EUA), outro compósito de resina fluida auto-adesiva disponível no mercado que se liga quimicamente à estrutura dentária

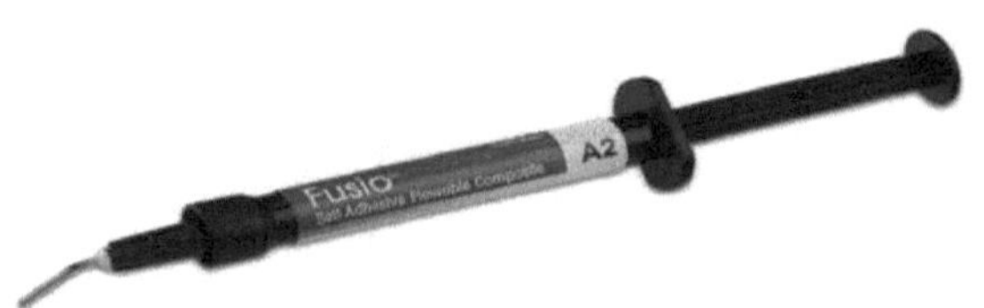

Figura 26. Fusio Resina composta fluida auto-adesiva

A ligação química é feita com o ácido 4-metacriloxietiltrimelítico (4-META), que é capaz de desmineralizar parcialmente a dentina e de formar ligações iónicas entre os seus grupos carboxilato e os iões de cálcio.[78] Este último material foi associado a uma baixa resistência de ligação[78] e a um fraco desempenho clínico. [79]

Sistemas poliácidos modificados (MOPOS)

Recentemente, um novo compósito de resina bulk-fill autoadesivo foi introduzido comercialmente como Surefil One (Dentsply Sirona, Alemanha). As propriedades auto-adesivas deste material são obtidas através da modificação do monómero estrutural e não do diluente reativo. O componente chave deste material é o sistema poliácido modificado patenteado (MOPOS).

A modificação envolve a utilização de poliácidos, semelhantes aos utilizados no ionómero de vidro (IG), como espinha dorsal. O elevado número de grupos carboxilato na estrutura do poliácido permite a adesão ao esmalte e à dentina através de ligações iónicas com iões de cálcio na estrutura do dente. Além disso, os grupos ácidos podem ligar o monómero estrutural às cargas de vidro.

No Surefil-I, é utilizado um reticulador de viscosidade média com dois grupos polimerizáveis. No Surefil-I também é utilizado um diluente reativo de baixa viscosidade, o ácido acrílico, que também pode aderir à estrutura dentária e às cargas reactivas através de ligações iónicas. As cargas de vidro de bário dos compósitos de resina convencionais não podem ser utilizadas no Surefil-I devido à presença de água na fórmula.

O sistema de enchimento de baixo índice de refração utilizado no Surefil-I contém vidro de alumínio-fósforo-estrôncio-fluorosilicato de sódio, dióxido de silício altamente disperso e fluoreto de itérbio. A silanização das cargas permite uma forte adesão à matriz de resina dentro do sistema. O material está disponível nos modos de fotopolimerização ou autopolimerização. O sistema iniciador de polimerização leve é composto por canforoquinona juntamente com dois agentes redutores diferentes. Para cumprir o objetivo de enchimento a granel, é utilizado um iniciador redox (persulfato de potássio) para iniciar a reação de polimerização radical, a fim de mediar o processo de cura química ou escura do Surefil-I.

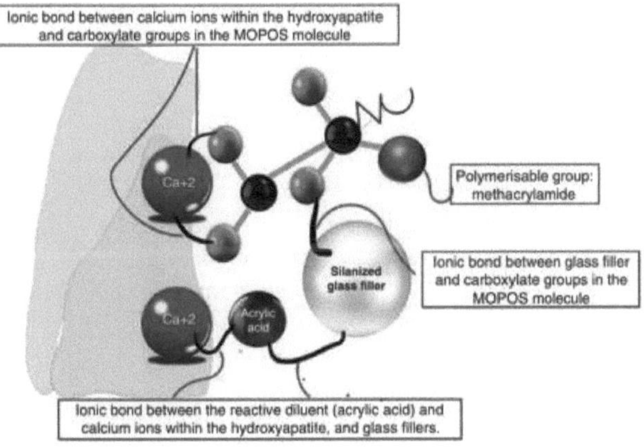

Figura 27 - Os componentes do Surefil One

Tabela 9. Compósitos auto-adesivos à base de resina

Materiais	Composição química	Carga de enchimento
Vertise fow	Resina: GPDMA, HEMA, Bis-GMA - Fillers: Partículas pré-polimerizadas, sílica coloidal, óxido de zinco, vidro de bário silanizado, fluoreto de itérbio	Não especificado Teor de 10% de fuoreto de itérbio
Fusio dentin liquid	Resina: UDMA, TEGDMA, HEMA, 4-META - Enchimentos: sílica amorfa nanométrica, vidro de bário tratado com silano - Sistema de fotopolimerização: canforoquinona	Não especificado
Surefil um	Monómero estrutural: Poliácido modificado com grupos hidroliticamente estáveis (metacrilamida) - Diluente reativo: Ácido acrílico - Agente de enchimento: Vidro de aluminio-fósforo-estrôncio-sódio-fuorosilicato, dióxido de silício altamente disperso, fuoreto de itérbio - Iniciador: Sistemas de fotopolimerização e de fotopolimerização no escuro; canforoquinona, dois agentes redutores e persulfato de potássio - Outros: Ácido policarboxílico, pigmentos de óxido de ferro, água, pigmentos de dióxido de titânio e estabilizador	77 wt% 58 vol%

Compósitos bioactivos com cargas alcalinas

Os materiais bioactivos podem ser definidos como materiais que podem afetar um processo biológico, nomeadamente a remineralização dos tecidos duros dentários, em resultado da interação com o ambiente circundante. Nos materiais de restauração, o sistema de enchimento de vidro bioativo é o componente reativo e responsável pela libertação, após degradação a pH neutro, de iões de cálcio e fosfato, levando à formação de uma fase semelhante à apatite para preencher o espaço marginal.[80] A libertação de iões está também associada ao tamponamento do pH em ambiente ácido, especialmente se a carga bioactiva contiver um componente alcalino.

Ativa bioactiva

A restauração bioactiva Ativa (AB; Pulpdent, EUA) é uma restauração bioactiva de preenchimento em massa que contém resina. A AB afirma apresentar propriedades auto-adesivas devido à interação iónica entre os grupos de ácido fosfato na chamada matriz de resina iónica e os iões de cálcio na estrutura do dente. Além disso, o fabricante afirma que o sistema de carga de vidro bioativo promove a formação de apatite mineral e a remineralização na interface restauração-dente.

Tem 3 componentes principais

- resina hidrofílica bioactiva patenteada
- resina emborrachada patenteada
- cargas de vidro de ionómero reativo - acp, sílica, vidro de bário, fluoreto de sódio

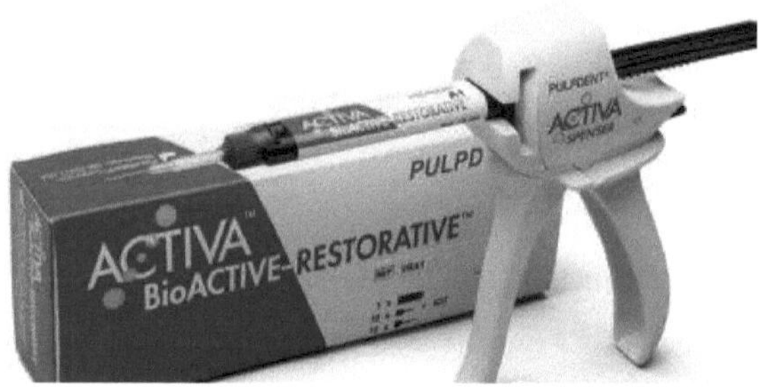

Figura 28 Resina composta bioactiva Ativa

Estudos relataram uma resistência de ligação significativamente menor ao esmalte e à dentina em comparação com os compósitos de resina convencionais e outras restaurações auto-adesivas.[81,82] Além disso, o AB apresentou uma menor resistência ao desgaste quando comparado com os compósitos de resina convencionais.[83] Os dados clínicos relativos ao desempenho do AB são mistos, um estudo demonstrou resultados de tratamento fracos (taxa de insucesso anual = 24,1%) e a principal causa de insucesso foi a perda de retenção seguida de sintomas pós-operatórios e cáries secundárias. [84]

No entanto, o material de restauração Ativa Bioactive, sendo um material de injeção de cilindro duplo a ser misturado antes da inserção, resultará na incorporação de espaços vazios, difíceis de confinar à preparação devido à sua viscosidade e a sua ligação é afetada por dificuldades de isolamento.

Para ultrapassar estas deficiências, a pulpdent corporation introduziu, em 2021, o Ativa Pronto - uma melhoria na composição do material de restauração bioativo Ativa com melhores propriedades.

Ativa Pronto

O Ativa Pronto é o primeiro compósito fotopolimerizável, enriquecido com minerais, que imita as propriedades da estrutura dentária natural e tem a qualidade estética dos materiais compósitos nano e micro-híbridos.

Está disponível numa viscosidade empilhável que ajuda a confinar o material à preparação, para além de melhorar a sua adaptabilidade.

O seu componente de cálcio e fosfato e a sua capacidade de absorção de choques imitam as propriedades dos dentes naturais. A resina amiga da humidade facilita a libertação e recarga destes iões essenciais para a construção dos dentes, e cria locais de nucleação e um ambiente favorável à formação de apatite e selamento marginal. Ativa Pronto é altamente polível e mantém o acabamento durante um período de tempo mais longo.

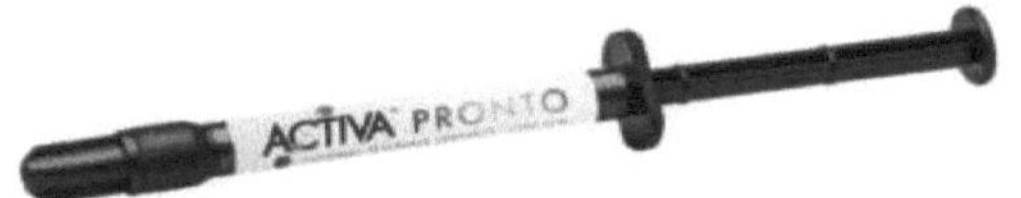

Figura 29. Resina composta Ativa Pronto

O Ativa Pronto é composto por um biointeractivo recentemente patenteado e por uma molécula bioactiva da pulpdent chamada MCP cristal (fosfato de cálcio funcionalizado com metacrilato). O MCP cristal é uma hidroxiapatite deficiente em cálcio, estas moléculas não removem os iões de cálcio dos dentes, mas ligam-se a eles. Estas moléculas actuam como precursoras de locais de nucleação que atraem e se ligam ao cálcio e ao fosfato no ambiente, simulando o processo lento e natural de remineralização. Em condições cariogénicas (pH<5), estes materiais contendo cristais libertam cálcio e fosfato e podem recarregar-se à medida que o pH se aproxima do neutro.

O Ativa Pronto é um compósito estético e de carga que remineraliza a estrutura dentária, sela as margens através da deposição de cálcio, fosfato e flúor e quebra o ciclo de fracasso da restauração e cáries secundárias. Parece que os materiais de restauração bioactivos mais recentes, Ativa Pronto e Ativa Bioactiva Restoratives, são benéficos especialmente em cavidades de classe V. Pode ser considerado como um substituto para os compósitos nanohíbridos utilizados rotineiramente, especialmente em cavidades de classe V, uma vez que combina a propriedade de libertação de fluoreto dos ionómeros de vidro e a estética das resinas compostas.

Cenção N

O Cention N (CN; Ivoclar Vivadent, Alemanha) é um alkasite disponível no mercado, processado através da mistura manual de pó e líquido. A sua aplicação requer a utilização de uma ligação adesiva em preparos cavitários não retentivos, pelo que não é considerado um material auto-aderente. Os dados atualmente disponíveis sugerem que a utilização de uma ligação adesiva com cimento resulta numa menor microinfiltração[86] e melhora a resistência da ligação à dentina, actuando como um alívio intermédio das tensões de polimerização. O material é principalmente autopolimerizável e utiliza tiocarbamida, hidroperóxido e sal de cobre como iniciadores químicos. A fotopolimerização do cimento é opcional mas eficaz para acelerar a fixação da camada superficial (4 mm) do material.

O sistema fotoiniciador é composto por um derivado de dibenzoil germânio (Ivocerin) e um óxido de acilfosfina. O Ivocerin apresenta uma maior reatividade de fotocura e absorção de luz na gama de comprimentos de onda de 400-450 nm, em comparação com a canforoquinona.[87] O Cention contém quatro monómeros diferentes à base de dimetacrilato e o dimetacrilato de uretano é o principal componente da matriz monomérica. A matriz monomérica compreende aproximadamente 12-40 (wt%) do material do conjunto.

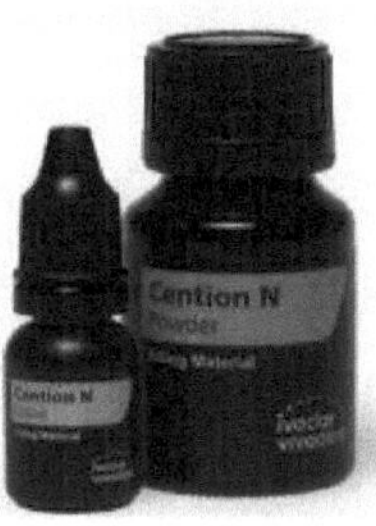

Figura 30. Resina composta Cention N

O pó contém as cargas inorgânicas (tamanho de partícula: 0,1-35 μm, 78,4 wt%), incluindo a carga de vidro de silicato de alumínio e bário, trifluoreto de itérbio, uma isofila, fluorossilicato de alumínio e bário e fluorossilicato de cálcio. As duas últimas cargas são as principais responsáveis pela libertação de iões exibida por este material. O fluorossilicato de cálcio, a carga alcalina, compreende 24,6 (wt%) do material do conjunto e é responsável pela libertação de iões de cálcio, hidroxilo e fluoreto.[88] Os iões de hidroxilo libertados pela cimentação podem desempenhar um papel importante na neutralização das condições ácidas geradas por foros cariogénicos ou alimentos e bebidas ácidos. Além disso, os iões hidroxilo podem levar a um aumento do pH da placa bacteriana, reduzindo assim o potencial de desmineralização do biofilme nas proximidades da restauração. [89]

O Cention liberta iões de cálcio e fluoreto e forma uma fase semelhante à apatite após imersão em saliva artificial (pH = 7,0). Um estudo in vitro revelou que o Cention (autopolimerizado) tem a maior libertação de iões fluoreto e o maior potencial alcalinizante em pH ácido, em comparação com o Cention (fotopolimerizado) e um material à base de GI. [90]

Um estudo de Ranjini et al investigou a ação alcalinizante do Cention N em três níveis diferentes de pH - 5,5, 6,5, 7 durante 9 semanas. Os resultados mostraram um aumento do pH a partir de todos os três níveis iniciais de pH na primeira semana, continuando todas as semanas até 9th semanas. Isto implica que, quando exposto a um ambiente ácido, a ação alcalinizante foi maior do que a observada na neutralidade e esteve ativa mesmo no final das 9 semanas. [122]

Além disso, o cimento foi associado a uma maior libertação de iões de flúor e capacidade de recarga quando comparado com outros materiais à base de GI.[91] O cimento foi também associado a áreas desmineralizadas significativamente mais pequenas no esmalte e na dentina após um desafio de cárie artificial, em comparação com um material compósito de resina convencional[92] . Apesar de ter uma superfície mais rugosa após o procedimento de acabamento, o Cention apresentou uma menor adesão de S. mutans em comparação com um compósito de resina mais suave. [93]

À luz das provas apresentadas, o cimento preenche os critérios de um material bioativo e pode potencialmente reduzir a microinfiltração, podendo ter um benefício clínico significativo devido ao seu potencial anticariogénico. No entanto, vários aspectos relativos à bioatividade do cimento estão ainda por investigar exaustivamente, especialmente os efeitos da utilização de uma resina adesiva com o material no potencial de libertação e absorção de iões.

O Cention apresentou um grau de conversão mais elevado em comparação com uma restauração de resina composta híbrida.[95] Para além disso, apresentou uma resistência ao cisalhamento da dentina comparável a um compósito de resina nano-híbrido e a um compósito de resina bulk-fill fluido quando todos os materiais utilizados se ligaram à dentina utilizando a técnica etch-rinse-bond. O Cention demonstra propriedades mecânicas, estéticas e de selamento marginal superiores quando comparado com as restaurações convencionais GIC e RMGIC.[95] Quando comparado com a restauração de resina composta híbrida, o cimento demonstrou uma menor microinfiltração e uma resistência à flexão inferior. A elevada libertação de iões do cimento pode indicar uma maior suscetibilidade do sistema de enchimento ao ataque ácido e à hidrólise que, por sua vez, pode reduzir a resistência ao desgaste.

Assim, poderá ser prudente revestir a cimentação com uma restauração de resina composta convencional em áreas de carga. Alternativamente, a fotopolimerização adicional da superfície oclusal restaurada com cimento pode reduzir significativamente o desgaste do material, como demonstrado num estudo in vitro.[96]

Tabela 10. Compósitos de resina bioactiva e libertadora de iões

Materiais	Composição química	Carga de enchimento
Ativa bioactiva	- Enchimento: Vidro bioativo, sílica amorfa, fuoreto de sódio - Resina: Mistura de diuretano e metacrilatos com ácido poliacrílico modificado - Fotoiniciador: Canforoquinona	Não especificado
Cenção N	- líquido: UDMA, DCP, iniciador de hidroperóxido PEG-400 DMA, estabilizadores e aditivos - Pó: Vidro de silicato de alumínio e bário, trifuoreto de itérbio, isofller, vidro de fuorosilicato de alumínio e bário de cálcio, vidro	Peso: Até ≈ 78%

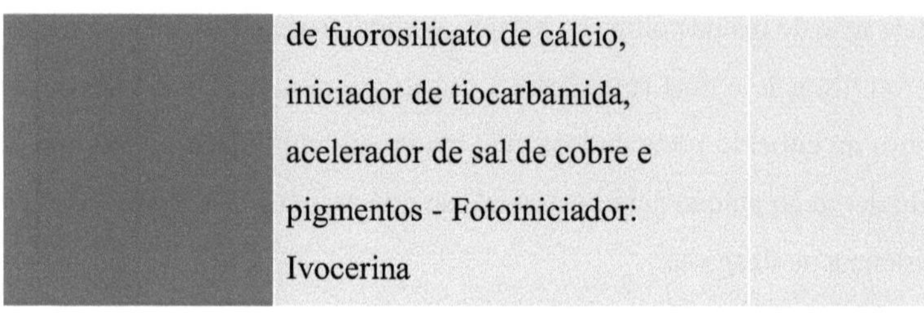

de fuorosilicato de cálcio,
iniciador de tiocarbamida,
acelerador de sal de cobre e
pigmentos - Fotoiniciador:
Ivocerina

<u>Resinas compostas auto-reparadoras</u>

A fratura em massa ou lascagem de restaurações de resina composta estão entre as principais razões para a reparação ou substituição de restaurações. No ambiente oral, a contração da polimerização, a flutuação da temperatura e a carga oclusal repetitiva, especialmente nas áreas de tensão, podem levar à acumulação de fissuras nas restaurações. Esta questão é ainda mais complicada em restaurações extensas ou na presença de carga oclusal excessiva como resultado de hábitos parafuncionais. Quando uma fissura se propaga até um tamanho/comprimento crítico, a fratura da restauração torna-se inevitável. Uma das estratégias para atingir este objetivo é integrar um mecanismo de auto-cura ou de selagem de fissuras no material de restauração.

1. Sistemas de invólucro capsular à base de ureia

Um mecanismo de auto-cura amplamente investigado baseia-se na libertação de moléculas reactivas de micro ou nano-cápsulas em resposta a um estímulo mecânico.[97] Essas moléculas reactivas podem reparar os danos causados por fissuras e recuperar o desempenho mecânico de um polímero de matriz resinosa. Uma revisão sistemática recente identificou dez estudos e duas patentes que descrevem restaurações de compósito de resina à base de microcápsulas que se auto-regeneram.[97] O poli ureia-formaldeído (UF), o UF modificado com melamina e o polioximetileno ureia foram todos referidos como material de revestimento capsular, sendo o poli UF o mais utilizado. Neste grupo de microcápsulas, os agentes de cicatrização utilizados foram TEGDMA-DHEPT, TMPET, UDMA, Bis-GMA e MBDMA amina. Um estudo referiu a utilização de UF modificadas com melamina com monómero DCPD e sem catalisador, enquanto todos os outros estudos referiram a utilização de um sistema catalisador, como o catalisador de Grubb ou o peróxido de benzoílo.[98] A rutura das microcápsulas em resultado da formação de fissuras liberta as moléculas monoméricas de cicatrização que entram em contacto com um catalisador que se encontra disperso na matriz de resina composta. Consequentemente, uma reação de polimerização leva à formação de um polímero reparador na vizinhança do estímulo mecânico que eventualmente obturará as falhas criadas pela propagação das fissuras.

2. Sistemas de microcápsulas de sílica silanizada

As microcápsulas de sílica silanizada têm sido defendidas como uma alternativa às contrapartes à base de ureia. As microcápsulas de sílica apresentam uma menor tendência para a rutura devido à espessura significativamente mais elevada do invólucro, em comparação com as contrapartes de poli UF (160-230 nm vs. 4-8 μm).[97] No entanto, a silanização da microcápsula de sílica aumenta a força de ligação à matriz de resina e facilita a rutura da microcápsula quando exposta a uma fissura em propagação, bem como melhora as propriedades mecânicas gerais do compósito de resina auto-regenerativa. As microcápsulas de sílica silanizada contendo uma solução aquosa de ácido poliacrílico são outro sistema de auto-regeneração que pode ser utilizado em compósitos de resina.[99] Uma vez rompido em resultado da propagação de uma fissura, o ácido poliacrílico reage com o fosfato de cálcio amorfo e o fuoroaluminossilicato de estrôncio (cargas cicatrizantes) no interior do compósito de resina para produzir moléculas GI reparadoras com uma rede de reticulação iónica. [99]

Potencialidades e limitações dos sistemas de auto-cura

A implementação de mecanismos de auto-regeneração é uma utilização óptima da abordagem biomimética para ultrapassar um problema significativo encontrado nas restaurações de resina composta. As microcápsulas carregadas com várias substâncias cicatrizantes resultaram numa recuperação de 25-80% da resistência à fratura original em várias restaurações experimentais de resina composta.[97] Existe um potencial significativo para a incorporação desta tecnologia em compósitos de resina bulk-fill. Foi referido que as microcápsulas com diferentes substâncias cicatrizantes foram capazes de recuperar as propriedades mecânicas de vários materiais poliméricos auto-adesivos a granel com vários mecanismos de presa.[100] Contudo, a exploração desta estratégia pode deparar-se com uma série de problemas relacionados com a tecnicidade da produção e dispersão de microcápsulas num material compósito de resina.

Além disso, a instabilidade dos compostos catalisadores utilizados nos sistemas de auto-regeneração quando sujeitos a temperaturas elevadas criadas pela fotopolimerização pode comprometer o seu desempenho.[97] Uma grande preocupação com a utilização da tecnologia de microcápsulas são os espaços remanescentes criados pela explosão das microcápsulas e os seus efeitos na fiabilidade mecânica e na rugosidade da superfície. [97]

Existem também preocupações relativamente à biocompatibilidade dos sistemas de auto-regeneração. O monómero DCPD já não é utilizado em materiais dentários devido à sua elevada citotoxicidade. A toxicidade local ou sistémica resultante da substância de cicatrização monomérica ou da eluição de formaldeído pode constituir uma preocupação significativa.[97] É necessária mais investigação para garantir a biossegurança e a administração eficiente dos agentes de cura em restaurações de resina composta.

Quadro 11. Resumo dos sistemas de auto-regeneração e das suas

Composição   química

Capsular shell type	Chemical ingredient of healing agents
PUF-microcapsules	TEGDMA-DHEPT monomers BPO catalyst
	Bis-GMA,UDMA,TMPTMA, MBDMA BPO + PA (catalyst)
	DCPD monomer Grubb's catalyst
Melamine-modified UF-microcapsules	DCPD monomer
Silanized silica microcapsules	Aqueous solution of polyacrylic acid strontium fluoroaluminosilicate glass filler

<u>**Giomer**</u>

Os compósitos Beautifil da Shofu são compósitos "híbridos" chamados Giomer que são como RMGIs e compómeros com carga modificada. O objetivo é combinar a capacidade de libertação de fluoreto e de recarga dos ionómeros de vidro com as propriedades mecânicas dos compósitos nano-híbridos.

O avanço aqui é que, em vez de usar partículas de vidro de alumino-silicato para libertar iões F-, os Giomers usam partículas de vidro de fluoro-boro-alumino-silicato com um revestimento de superfície de um ionómero de vidro preso numa matriz de poliácido para libertar também Na+, Sr2+, Al3+, SiO4 - e BO3. Os iões SiO4 - e F- são utilizados para promover a remineralização, e os iões F- e Sr2+ são utilizados para converter a hidroxiapatite em fluoro-apatite e estrôncio-apatite mais fortes. A troca de iões das cargas de Giomer também é suposto neutralizar o ácido que leva à desmineralização dos dentes.

O Giomer é um material adesivo dentário à base de resina, com libertação de flúor, que inclui cargas PRG. Fabrico de cargas PRG As cargas PRG são fabricadas pela reação ácido-base entre o vidro de silicato de fluoroalumínio (FASG) e o ácido polialquenóico (PAA) na presença de água para formar um hidrogel silicioso húmido. Após a liofilização, o xerogel dessecado foi posteriormente moído e silanizado para formar cargas PRG de uma gama de tamanhos específica.[102]

Tipos de enchimentos PRG

Os PRG-fillers, dependendo do grau de reação do ionómero de vidro com o ácido, dividem-se em dois tipos e são incluídos na formulação de produtos de giómeros. [103]

83

S-PRG: A reação ocorre apenas à superfície

F-PRG: As reacções prosseguiram ao longo de todo o processo e são designadas por reacções completas (tipo de reação completa, cargas F-PRG), para produzir F-PRG- a presença de grandes quantidades de água. A utilização de ambos os tipos de cargas PRG promove uma rápida libertação de flúor através de uma troca de ligandos no interior do hidrogel pré-reaccionado. Assim, as cargas F-PRG libertariam uma enorme quantidade de flúor à medida que o núcleo da partícula fosse completamente reaccionado, ao contrário das cargas S-PRG, as F-PRG degradar-se-iam mais rapidamente do que as cargas S-PRG. A vantagem adicional do S-PRG é que liberta cinco iões, para além do flúor, que têm propriedades benéficas. Os iões são os iões Al, B, Na, Si, Sr. [104]

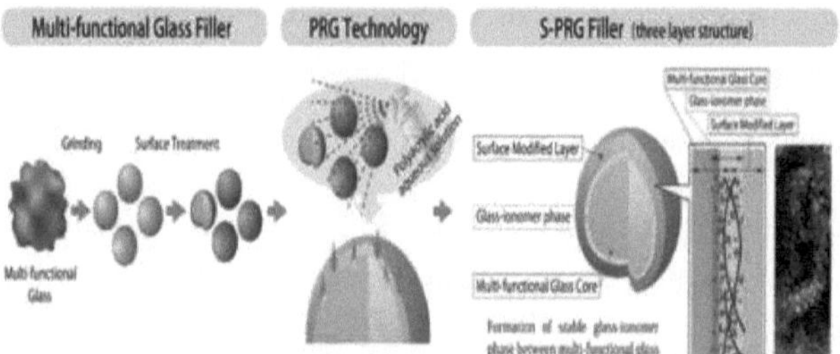

Figura 31. Enchimentos na resina composta Giomer

Enchimento **S-PRG modificado**

Recentemente, foram desenvolvidas melhorias na tecnologia PRG que resultaram no desenvolvimento do "enchimento S-PRG" modificado, que consiste numa estrutura de três camadas com um núcleo de vidro original de vidro de fluoro-boro-alminossilicato multifuncional e duas camadas de superfície que formam uma fase de ionómero de vidro pré-reagido na superfície de um núcleo de vidro e uma camada modificada reforçada que cobre a superfície da fase de ionómero de vidro pré-reagido.

Esta estrutura trilaminar forma um tipo de ionómero de vidro estável que permite a libertação de iões e a recarga, ao mesmo tempo que protege o núcleo de vidro dos efeitos nocivos da humidade, melhorando consideravelmente a durabilidade a longo prazo.

Fujimoto demonstrou que o novo sistema de restauração com libertação de flúor com carga S-PRG modificada também liberta o ião F, bem como outros iões como Al, B, Na, Si e Sr.[105]

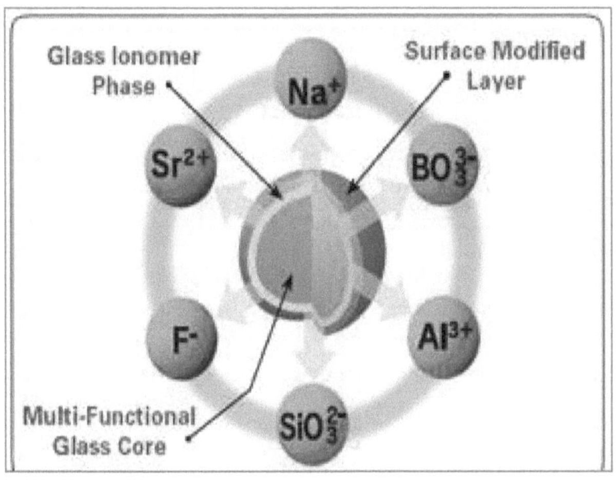

Figura 32. Carga S-PRG modificada em resina composta Giomer

As vantagens do enchimento **S-PRG**

Uma vez que as cargas S-PRG libertam outros iões para além do flúor, têm uma série de benefícios,

(i)   Libertação de fluoreto e recarga de fluoreto,

(ii)   formação de uma camada resistente aos ácidos [106]

(iii)   reforço da estrutura dentária [107]

(iv)   efeito anti-placa[108]

(v)   remineralização da dentina [109]

(vi)   capacidade de tamponamento ácido e reduzir a produção de ácido pelas bactérias acidogénicas. [105]

(vii)

Propriedades de GIOMER:

As propriedades do giómero devem ser compreendidas em

(i)   Propriedades biológicas

(ii)   Propriedades físicas / mecânicas,

(iii)   Propriedades ópticas

Propriedades biológicas: Libertação e recarga de fluoreto, libertação de iões e efeito de modulação, tamponamento do ácido lático, propriedades antibacterianas, adesão de streptococcus mutans, PRG e biofilme, indução de minerais, citotoxicidade

Libertação de fluoreto

O estudo de Itota et al. demonstrou que a quantidade de libertação total e livre de fluoreto do Giomer era superior à do Compomer e do compósito de resina e concluiu que a extensão da matriz de ionómero de vidro da carga de vidro desempenha um papel importante nas capacidades de libertação e recarga de fluoreto do materialà base de resina.[110] Além disso, foi demonstrado que os giómeros e os compómeros têm o efeito inicial de libertação de fluoreto dos cimentos de ionómero de vidro. [111]

Recarga de fluoreto

Preston e Han referiram que a capacidade de um material apresentar recarga de fluoreto depende da sua capacidade de reter fluoreto. A capacidade de recarga é regida pelo número de sítios disponíveis num material capaz de reter o fluoreto absorvido. Assim, quanto maior for a libertação de fluoreto, mais sítios estarão disponíveis e maior será a recarga de fluoreto. [113]

Um estudo realizado por Naoum 2011, comparou a libertação e a recarga de flúor entre diferentes materiais de libertação de flúor e indicou que a libertação e a recarga de flúor foram máximas para os produtos de giómero.[114] Mas o Fuji IX Extra (ionómero de vidro) demonstrou uma maior libertação e recarga de fluoreto em comparação com os outros três compósitos e também com o giómero. Este facto pode ser explicado com base na permeabilidade da matriz de resina e na natureza hidrofílica da matriz, que engloba as partículas de carga. [114]

Diferença na libertação de fluoreto antes e depois da recarga

Libertação **de pré-carga**

Itota 2005 referiu que Beautiful apresentou a libertação máxima tanto em água desionizada como em ácido lático e que a maior libertação de fluoreto em ácido lático, quando comparada com a água, é designada por "comportamento inteligente".[115] O Giomer tem uma maior libertação quando comparado com outros compósitos de libertação de flúor, uma vez que o hidrogel de partículas de S-PRG apresentou uma maior permeabilidade e porosidade do que as matrizes de resina. Este hidrogel fornece ao Beautiful II áreas dentro da estrutura capazes de maior absorção de flúor em relação a um compósito que não contém uma fase de ionómero de vidro.

Após recarga

O Beautifil II mostrou uma maior libertação em água em comparação com os ácidos. Isto pode dever-se à ação de dissolução do ácido, que facilita a libertação de catiões adicionais da carga. Estes catiões têm a capacidade de formar complexos de flúor com iões de flúor introduzidos através de recarga na resina.[116] Esses complexos têm um tamanho molecular maior do que os iões de flúor livres e podem apresentar resistência ao movimento, bem como um tempo de retenção maior na matriz da resina. Uma libertação retardada de tal complexo aponta para uma possível libertação sustentada e aumenta o potencial de cáries recorrentes.

Dijkman referiu que a colocação de resina não preenchida sobre o ionómero de vidro reduz o nível de libertação de flúor por um fator de 1,5 a 4 vezes,[117] . Daqui se conclui que a libertação de flúor pós-recarga do Beautifil II seria comparável e potencialmente excederia a Libertação de Platô do ionómero de vidro que demonstra inibição de cárie. Embora a maior permeabilidade e porosidade do ionómero de vidro tenham contribuído para uma libertação de flúor significativamente mais elevada, estas caraterísticas também contribuíram para a redução dos módulos elásticos e da dureza com o envelhecimento.

Libertação de iões e efeito de modulação

Como já foi referido, as cargas S-PRG libertam seis iões diferentes, que são o Na+, BO3-, Al3+, F- , Sr2+, SiO2-.

Iões de silicato - indução mineral

Foi referido que o Si parecia promover a formação de hidroxiapatite, uma vez que o gel de sílica induzia a nucleação de apatite na sua superfície. Os grupos silanol da superfície da sílica gel hidratada interagiram com os iões de cálcio e fósforo do ambiente circundante, gerando assim apatite biologicamente ativa na superfície da sílica gel.

Em alternativa, foi referido que os iões de Si libertados pelas partículas de vidro bioativo foram adsorvidos na superfície do substrato, proporcionando assim locais para a nucleação heterogénea da apatite. Uma vez nucleada, esta crescerá espontaneamente para formar uma camada de apatite semelhante à do osso. Para o revestimento de apatite semelhante a osso em materiais com formas complexas, foi referido que se formou uma camada de apatite quando o silicato de sódio foi utilizado como catalisador para a nucleação de apatite - em que oligómeros de silicato específicos com estruturas como dímero, trímero linear e tetrâmero cíclico contribuíram mais para a nucleação de apatite.

Quanto à sua contribuição para a mineralização da dentina, foi referido que o Si promoveu a mineralização da dentina através de um mecanismo baseado na condensação do ácido silícico em oligómeros. Quando uma quantidade suficiente de Si foi adsorvida na dentina com grupos aniónicos (SiO-), actuou como um centro de nucleação para a subsequente formação de Cápsulas.

Modulação por libertação de iões/ Tamponamento do meio ácido

A taxa de libertação de flúor e de outros iões é controlada por um mecanismo de difusão dos iões através da matriz e é influenciada por uma miríade de factores, tais como a duração da libertação de flúor, o pH do meio de extração e a área de superfície e o grau de desgaste erosivo do cimento de ionómero de vidro. Quanto ao efeito do comportamento de libertação de iões do pH do meio, sabe-se que as condições ácidas aumentam a libertação de todos os iões. No entanto, deve ser salientado que esta libertação aumentada em ácidos não é uniforme, mas ocorre em diferentes graus para cada ião.

Ions Released by S-PRG Filler		Bioactive Properties
Na^+	Sodium ion	Water soluble/Induces the function of 5 other ions
BO^{3-}	Borate ions	Bactericidal activity/ Promotion of bone formation, prevention of bacterial adhesion, antiplaque properties
Al^{3+}	Aluminium ions	Control of hypersensitivity
SiO^{2-}	Silicate ion	Calcification of bone
Sr^{2+}	Strontium ion	Effect of neutralization and acid buffer, promotes formation of bone tissue and calcification/ Improves of acid resistance
F^-	Fluoride ions	Creation of fluoroapatite (formation of acid insoluble crystals- caries prevention, antibacterial effect, Remineralization in decalcifies lesions

Tabela 12. Libertação de iões e efeito de modulação

<u>Compósitos antibacterianos</u>

Para minimizar a acumulação de placa bacteriana na superfície da restauração e o desenvolvimento de cáries secundárias, foram incorporados vários agentes antibacterianos nas resinas compostas. Os agentes normalmente incorporados são:

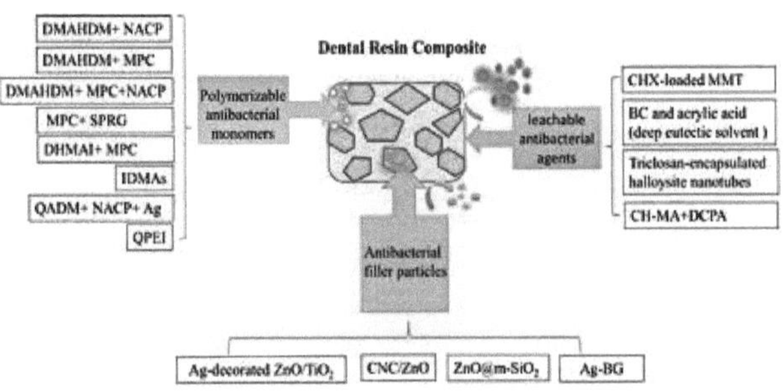

Figura 33. Vários agentes antibacterianos incorporados em
resinas compostas

i. Clorexidina:

A clorexidina foi experimentada numa tentativa de reduzir a acumulação de placa bacteriana; no entanto, não foi bem sucedida. As desvantagens da utilização da clorexidina são:

- A atividade antibacteriana é de curta duração
- Deterioração das propriedades físicas e mecânicas do material.
- Efeitos tóxicos do material libertado

ii. Prata:

O efeito antibacteriano é atribuído ao contacto direto da prata com as bactérias e não devido à libertação de iões de prata.[6] A ação catalítica da prata e dos radicais hidroxilo resulta na danificação estrutural das bactérias. (A inclusão de prata no compósito não afecta negativamente as

91

propriedades mecânicas, como a resistência, a translucidez, a estabilidade da cor e a profundidade de cura. A prata não perturba a polimerização dos monómeros do compósito. O vidro de prata-sílica preparado pelo método sol-gel demonstrou uma eficácia antibacteriana promissora.

iii. Brometo de metacriloxidodecilpiridínio (MDPB):

O brometo de metacriloxidodecil piridínio foi incorporado no compósito de resina. A estrutura metacriloil da molécula de MDPB co-polimeriza com outros monómeros de metacrilato e liga-se à matriz de resina. Após a cura, não ocorre a eluição dos componentes antibacterianos do material. O MDPB foi considerado eficaz contra os estreptococos, mas outras bactérias da placa bacteriana permaneceram ineficazes. A inclusão de MDPB no compósito não teve efeitos adversos nas propriedades mecânicas dos compósitos.

iv. Pó de óxido de zinco:

O pó de óxido de zinco apresenta propriedades antimicrobianas. Verificou-se que as nanopartículas de óxido de zinco são mais eficazes do que as partículas maiores, tanto contra microrganismos gram-negativos como grampositivos. As propriedades antimicrobianas das nanopartículas de óxido de zinco devem-se ao facto de estas gerarem oxigénio ativo, que inibe o crescimento de micróbios planctónicos. Os mecanismos toxicológicos dos iões de zinco desempenham um papel importante na inibição do biofilme, inibindo o transporte ativo e o metabolismo dos açúcares. O zinco também actua perturbando os sistemas enzimáticos dos biofilmes dentários ao deslocar os iões de magnésio essenciais para a atividade enzimática da placa bacteriana.

v. Policatiões antibacterianos:

A estrutura da célula bacteriana é carregada negativamente. Os polímeros que retêm carga positiva/catiónica na sua superfície actuam como desinfectantes de contacto. Estes polímeros incluem polímeros do tipo piridínio e polímeros activados com polietilenoimina. A polietilenoimina de amónio quaternário tem sido considerada altamente eficaz (a atividade antibacteriana é atribuída às longas cadeias poliméricas hidrofóbicas e positivamente carregadas). É eficaz contra bactérias gram-positivas e gram-negativas. As nanopartículas de polietilenoimina, mesmo em vestígios, quando adicionadas ao compósito, mostraram uma elevada atividade antibacteriana.

Limitações dos compósitos abtibacterianos

O problema mais comum é o facto de os efeitos antibacterianos dependerem da concentração dos agentes antibacterianos. No entanto, teores mais elevados de agentes antibacterianos podem causar citotoxicidade ou interferir com as propriedades mecânicas do compósito de resina.

<u>Resinas compostas para sombreamento universal</u>

A obtenção de um resultado estético ótimo com compósitos de resina direta requer a colocação meticulosa de várias camadas com diferentes opacidades/valores. Em princípio, isto contradiz o conceito de preenchimento em bloco e nega muitas das suas vantagens. Além disso, os actuais restaurativos bulk-fill abrangem tonalidades monocromáticas básicas e ainda não estão disponíveis tonalidades de esmalte, dentina, corpo, translúcidas e opacas. Em vez de usar pigmentos para obter diferentes tonalidades, os compósitos de resina estruturalmente coloridos utilizam sistemas de enchimento com índice de refração semelhante ao da matriz de resina curada. Isto, por sua vez, resulta numa difusividade de luz suficiente para produzir o chamado efeito camaleão. A combinação da refecção da luz da estrutura dentária e da restauração, para além da difusão da luz da restauração para a estrutura dentária próxima, pode levar a uma melhor correspondência de cores. Este facto, por sua vez, levou ao desenvolvimento de restaurações de cor universal que podem abranger uma vasta gama de cores clássicas.

Alguns dos compostos universais de sombra única são - Omnichroma® (Tokuyama), SimpliShade™ (Kerr), Venus Diamond ONE (Kulzer), Admira Fusion x-tra, (VOCO).

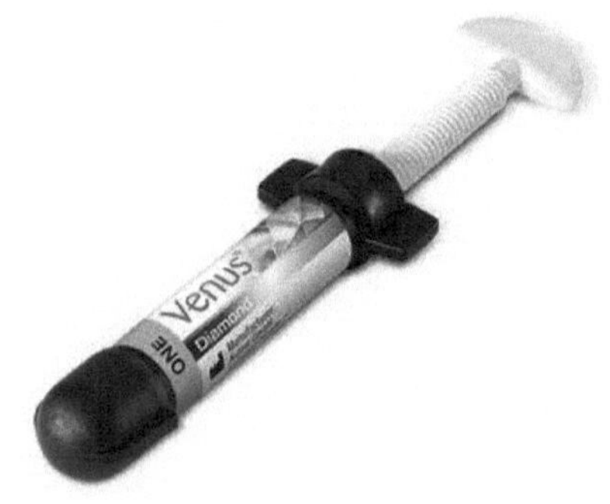

Figura 34. Resina composta Venus Diamond ONE (Kulzer)

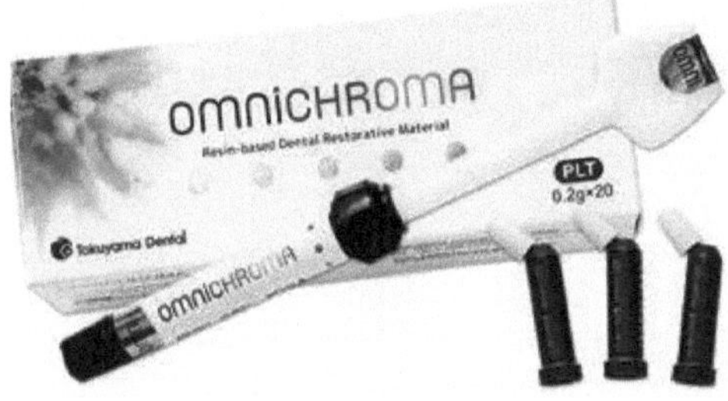

Figura 35. Resina composta universal Omnichroma

Omnichroma (Tokuyama Dental America, tokuyama-us.com) é um compósito universal que afirma corresponder a todas as tonalidades de dentes, de A1 a D4, com uma única tonalidade de compósito.

A tecnologia inovadora da Omnichroma utiliza a cor estrutural para corresponder a todas as tonalidades de dentes. A cor estrutural ocorre quando diferentes comprimentos de onda de luz são amplificados ou enfraquecidos pela estrutura do próprio material, expressando cores diferentes das que o material pode realmente ter.

As cargas esféricas uniformes de 260 nm da Omnichroma têm a forma e o tamanho exactos necessários para gerar uma cor estrutural vermelha a amarela à medida que a luz ambiente passa através do compósito; esta é a mesma gama de cores que abrange todos os dentes humanos, tal como se vê na esfera de Munsell.[1] Esta cor vermelha a amarela combina-se com a cor reflectida da dentição circundante do paciente, resultando numa correspondência precisa sem adição de corantes ou pigmentos.

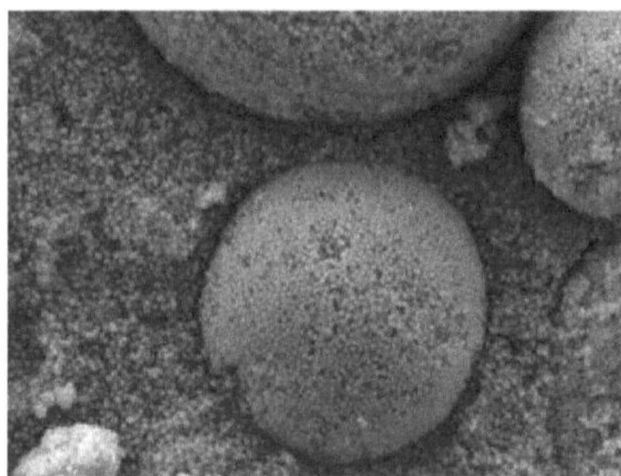

Figura - 36. Imagens SEM de cargas esféricas Omnichroma

As caraterísticas do material Omnichroma incluem uma elevada capacidade de polimento, um excelente manuseamento e resistência aos efeitos da luz ambiente, caraterísticas que se destacam noutros produtos Estelite da Tokuyama Dental America. As propriedades de desgaste e abrasão, incluindo o desgaste do compósito e da estrutura dentária oposta, também são excelentes.

A pasta Omnichroma é branca opaca antes da polimerização, tornando o material mais visível para o clínico durante a manipulação. A aplicação de uma fonte de luz durante a polimerização faz com que o material se misture com a cor do dente circundante. Sugere-se uma margem chanfrada para fazer desaparecer os bordos marginais. Uma única cor é tudo o que é necessário para combinar com a maioria dos dentes posteriores e anteriores. Está disponível um agente de bloqueio (Omnichroma Blocker [Tokuyama Dental America]) para restaurações extensas de Classe III e Classe IV. A função do bloqueador é reduzir a interferência na correspondência de cores causada por outros objectos no fundo da boca, incluindo a língua, a gengiva e a bochecha.

Potencial de ajuste de cor elevado

Os compósitos podem ter diferentes efeitos de mistura (também conhecidos como assimilação de cor, indução de cor ou efeito von Bezold). Estes efeitos envolvem a deslocação da cor em direção aos tecidos dentários duros circundantes, resultando numa diferença de cor mais insignificante quando se observa o material de restauração e o tecido circundante em conjunto, em comparação com separadamente.[118] De um ponto de vista clínico, esta propriedade, definida como "potencial de ajuste de cor" (CAP),[119] pode ajudar a reduzir o número de cores necessárias e pode compensar as diferenças de cor.

Muitos compósitos com CAP elevado foram recentemente introduzidos no mercado. O CAP pode ser avaliado visualmente (CAP-V) ou com instrumentos de medição de cor (CAP-I).[120] Cada compósito é definido por uma cor de pigmento e uma cor estrutural. A cor do pigmento é obtida a partir de reflexões selectivas de comprimentos de onda específicos. As cores estruturais dependem da estrutura cristalina do material, que pode refletir seletivamente certas bandas de comprimentos de onda de luz ou cor.[120] Por conseguinte, as cores estruturais, e não os pigmentos, caracterizam os compósitos miméticos contemporâneos. Os fabricantes conseguem este comportamento controlando o tamanho e a forma das cargas.

Simplishade Universal Composite

SimpliShade é um compósito universal nanohíbrido altamente preenchido e está disponível em três tonalidades de compósito (Claro, Médio, Escuro). O SimpliShade possui a Tecnologia de Resposta Adaptativa (ART) com nano-partículas de zircónia e sílica.

O Universal Opaque seria utilizado como primeiro incremento (0,5 - 1,0 mm de espessura) para bloquear a descoloração ou mascarar a coloração, sendo depois coberto com uma das três tonalidades principais.

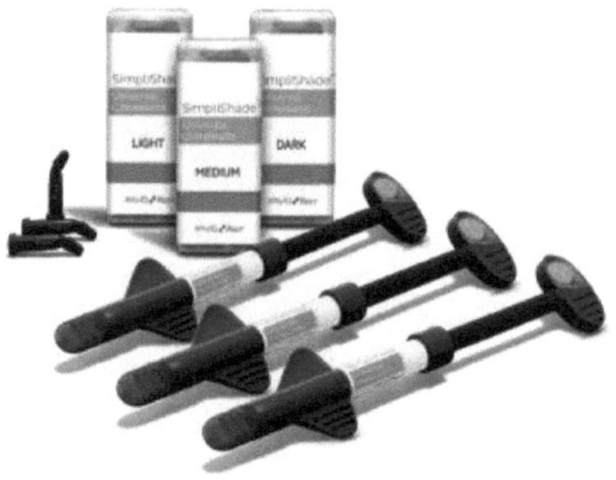

Figura 37. Composto Universal Simplishade

<u>Conclusão</u>

As exigências estéticas, os desenvolvimentos fenomenais nas tecnologias de resina e de carga, os avanços na nanotecnologia e a formação clínica na sua utilização fizeram das resinas compostas um material de eleição para a restauração direta posterior com compósito.

A vasta gama de cores, tonalidades, translucidez, opacidades, fluorescência, tons, viscosidades, etc., disponível com a atual geração de resinas compostas, permitiu ao clínico fornecer uma restauração que imita a estrutura natural do dente e optimiza também a função.

A investigação continua a ser um processo contínuo para reduzir ou eliminar os inconvenientes das resinas compostas.

Bibliografia

1. Ritter AV. Compósitos diretos à base de resina: recomendações actuais para resultados clínicos óptimos. Compêndio. 2006;26:369-77.

2. Shen C, Rawls HR, Esquivel-Upshaw JF, editores. E-Book da Ciência dos Materiais Dentários de Phillips: E-Book de Ciência dos Materiais Dentários de Phillips. Elsevier Health Sciences; 2021 maio,13.

3. Liu J, Zhang H, Sun H, Liu Y, Liu W, Su B, Li S. O desenvolvimento da morfologia do material de enchimento em compósitos de resina dentária: uma revisão. Materiais. 2021 Sep 27;14(19):5612.

4. Salim S, Ranjit G. Avanços recentes em compósitos de nova geração: An overview. Jornal Mundial de Pesquisa Avançada e Revisões. 2022;14(2):100-3.

5. Paolone G. A Evolução Contínua dos Compósitos para Restaurações Diretas. Compêndio de Educação Continuada em Odontologia (15488578). 2022 Feb 1;43(2).

6. Vimal K Sikri Textbook of Operative Dentistry, 4th edition, 2017.

7. Wang X, Huyang G, Palagummi SV, Liu X, Skrtic D, Beauchamp C, Bowen R, Sun J. Compósitos de resina dentária de elevado desempenho com monómeros hidroliticamente estáveis. Materiais Dentários. 2018 Feb 1;34(2):228-37.

8. He J, Garoushi S, S¨ailynoja E, Vallittu PK, Lassila L. O efeito da adição de um novo monómero "Phene" na redução da retração da polimerização de um compósito de resina dentária. Dent Mater 2019;35(4):627-35.

9. Beigi S, Yeganeh H, Atai M. Avaliação da resistência à fratura e das propriedades mecânicas dos sistemas ternários de tiol-eno-

metacrilato como matriz de resina para compósitos de restauração dentária. Dent Mater 2013;29(7):777-87.

10. Huang S, Podgorski ' M, Zhang X, Sinha J, Claudino M, Stansbury J, et al. Materiais de restauração dentária baseados na fotopolimerização tiol-michael. J Dent Res 2018;97(5):530-6.

11. Bacchi A, Yih JA, Platta J, Knight J, Pfeifer CS. Redução da contração/esforço e melhoria das propriedades mecânicas em compósitos de restauração formulados com oligómeros de tio-uretano. Jornal do comportamento mecânico de materiais biomédicos. 2018 Feb 1;78:235-40.

12. Cramer NB, Bowman CN. Cinética das fotopolimerizações de tiol-eno e tiol-acrilato com infravermelhos de transformada de Fourier em tempo real. Journal of Polymer Science Part A: Polymer Chemistry. 2001 Oct 1;39(19):3311-9.

13. Berlanga Duarte ML, Reyna Medina LA, Torres Reyes P, Esparza González SC, Herrera González AM. Compósitos de restauração dentária contendo monómeros de espiroortocarbonato metacrílico como matrizes anti-encolhimento. Journal of Applied Polymer Science. 2019 Mar 5;136(9):47114.

14. Tauscher S, Catel Y, Fässler P, Fischer U, Moszner N. Development of low-shrinkage composites based on novel crosslinking vinylcyclopropanes. Journal of Applied Polymer Science. 2017 Dec 20;134(48):45577.

15. Danso R, Hoedebecke B, Whang K, Sarrami S, Johnston A, Flipse S, Wong N, Rawls HR. Desenvolvimento de um sistema de resina de rede de polímeros interpenetrantes (IPN) de oxirano/acrilato. Dental Materials. 2018 Oct 1;34(10):1459-65.

16. Ilie N, Hickel R. Compósito dentário à base de silorano: comportamento e capacidades. Dental Materials Journal. 2006;25(3):445-54.

17. Aminoroaya A, Neisiany RE, Khorasani SN, Panahi P, Das O, Madry H, Cucchiarini M, Ramakrishna S. A review of dental composites: Challenges, chemistry aspects, filler influences, and future insights. Compósitos Parte B: Engenharia. 2021 Jul 1;216:108852.

18. Hahnel S, Dowling AH, El-Safty S, Fleming GJ. A influência das caraterísticas da resina monomérica e do material de enchimento no desempenho de compósitos experimentais à base de resina (RBCs) derivados de uma formulação comercial. Dental Materials. 2012 Abr 1;28(4):416-23.

19. Garoushi S, Säilynoja E, Vallittu PK, Lassila L. Propriedades físicas e profundidade de cura de um novo compósito reforçado com fibras curtas. Dental Materials. 2013 Aug 1;29(8):835-41.

20. Ye S, Azarnoush S, Smith IR, Cramer NB, Stansbury JW, Bowman CN. Utilização de cargas de vidro funcionalizadas com oligómeros hiperbranqueados para reduzir a tensão de retração. Dental Materials. 2012 Sep 1;28(9):1004-11.

21. Albers HF. Restaurações com cor de dente: princípios e técnicas. PMPH-USA; 2002.

22. Sabbagh J. Joseph Sabbagh e Robert McConnell. Compósitos de resina de enchimento a granel em medicina dentária: 1.

23. Hsu SH, Chen RS, Chang YL, Chen MH, Cheng KC, Su WF. Resina epóxi líquida cristalina de bifenilo como nanocompósito de restauração dentária à base de resina de baixo encolhimento. Ata Biomaterialia. 2012 Nov 1;8(11):4151-61.

24. Tauscher S, Catel Y, Fässler P, Fischer U, Moszner N. Development of low-shrinkage composites based on novel crosslinking vinylcyclopropanes. Journal of Applied Polymer Science. 2017 Dec 20;134(48):45577.

25. Tauböck TT, Buchalla W, Hiltebrand U, Roos M, Krejci I, Attin T. Influência da interação da luz e da autopolimerização no endurecimento subsuperficial de um compósito de resina de construção de núcleo polimerizado duas vezes. Ata Odontologica Scandinavica. 2011 Jan 1;69(1):41-7.

26. Price RB, Whalen JM, Price TB, Felix CM, Fahey J. O efeito da temperatura do espécime na polimerização de um compósito de resina. Dental materials. 2011 Oct 1;27(10):983-9.

27. Fronza BM, Ayres AP, Pacheco RR, Rueggeberg FA, Dias CT, Giannini M. Caracterização do conteúdo de carga inorgânica, propriedades mecânicas e transmissão de luz de compósitos resinosos bulk-fill. Operative dentistry. 2017 Jul 1;42(4):445-55.

28. Braga RR, Ballester RY, Ferracane JL. Fatores envolvidos no desenvolvimento da tensão de contração de polimerização em compósitos resinosos: uma revisão sistemática. Dental materials. 2005 Oct 1;21(10):962-70.

29. Rueggeberg F, Craig RG. Correlação dos parâmetros utilizados para estimar a conversão do monómero num compósito fotopolimerizável. Journal of dental research. 1988 Jun;67(6):932-7.

30. Geurtsen W. Biocompatibilidade de materiais de obturação modificados por resina. Revisões Críticas em Biologia Oral e Medicina. 2000 Jul;11(3):333-55.

31. Unlu N, Krakaya S, Ozer F, Say EC. Reduzir a microinfiltração em restaurações de resina composta: um estudo in vitro. O Jornal

Europeu de Dentisteria Protética e Dentisteria de Restauração. 2003 Dec 1;11(4):171-5.

32. Pereira SG, Nunes TG, Kalachandra S. Composições de comonómeros de dimetacrilato de baixa viscosidade [Bis-GMA e CH3Bis-GMA] para novos compósitos dentários; análise da rede por RMN de campo disperso, RMN de estado sólido e DSC & FTIR. Biomaterials. 2002 Sep 1;23(18):3799-806.

33. Blalock JS, Holmes RG, Rueggeberg FA. Efeito da temperatura na espessura da película de resina composta não polimerizada. The Journal of prosthetic dentistry. 2006 Dec 1;96(6):424-32.

34. Wagner WC, Aksu MN, Neme AL, Linger J, Pink FE, Walker S. Efeito do pré-aquecimento do compósito de resina na microinfiltração da restauração. Dentisteria operatória. 2008 Jan 1;33(1):72-8.

35. Aksu MN, Linger J. Efeito do compósito de pré-aquecimento na microinfiltração em restaurações de Classe II. J Dent Res. 2004;83.

36. Lucey S, Lynch CD, Ray NJ, Burke FM, Hannigan A. Efeito do pré-aquecimento na viscosidade e microdureza de um compósito de resina. Jornal de reabilitação oral. 2010 Abr;37(4):278-82.

37. Lopes LC, Terada RS, Tsuzuki FM, Giannini M, Hirata R. Aquecimento e pré-aquecimento de materiais de restauração dentária - uma revisão sistemática. Investigações clínicas orais. 2020 Dec;24:4225-35.

38. El-Deeb HA, Abd El-Aziz S, Mobarak EH. Efeito do pré-aquecimento de um compósito de resina de baixa contração na temperatura intrapulpar e na resistência de união à dentina por microtensão. Jornal de investigação avançada. 2015 May 1;6(3):471-8.

39. Karacan AO, Ozyurt P. Efeito da temperatura do compósito bulk-fill pré-aquecido no aumento da temperatura intrapulpar in vitro. Journal of Esthetic and Restorative Dentistry. 2019 Nov;31(6):583-8.

40. Daronch M, Rueggeberg FA, Moss L, De Goes MF. Questões clinicamente relevantes relacionadas com o pré-aquecimento de compósitos. Journal of Esthetic and Restorative Dentistry. 2006 Nov;18(6):340-50.

41. Gross DJ, Dávila-Sánchez A, Runnacles P, Zarpellon DC, Kiratcz F, Campagnoli EB, Alegría-Acevedo LF, Coelho U, Rueggeberg FA, Arrais CA. Aumento da temperatura in vivo e resposta inflamatória aguda em tecido pulpar humano anestesiado de pré-molares com preparos de Classe V após exposição a unidades de fotopolimerização Polywave® LED. Dental Materials. 2020 Sep 1;36(9):1201-13.

42. Fróes-Salgado NR, Silva LM, Kawano Y, Francci C, Reis A, Loguercio AD. Pré-aquecimento do compósito: efeitos na adaptação marginal, grau de conversão e propriedades mecânicas. Materiais Dentários. 2010 Sep 1;26(9):908-14.

43. Davari A, Daneshkazemi A, Behniafar B, Sheshmani M. Efeito do pré-aquecimento na resistência de união à microtensão da resina composta à dentina. Jornal de Medicina Dentária (Teerão, Irão). 2014 Sep;11(5):569.

44. Theobaldo JD, Aguiar FH, Pini NI, Lima DA, Liporoni PC, Catelan A. Efeito do pré-aquecimento e da unidade de fotopolimerização nas propriedades físico-químicas de um compósito bulk fill. Odontologia clínica, cosmética e investigativa. 2017 maio 16:39-43.

45. El-Korashy DI. Deformação de contração pós-gel e grau de conversão de resina composta pré-aquecida curada utilizando diferentes regimes. Dentisteria operatória. 2010 Mar 1;35(2):172-9.

46. Tauböck TT, Tarle Z, Marovic D, Attin T. Pré-aquecimento de compósitos de resina bulk-fill de alta viscosidade: efeitos na força de contração e na conversão de monómeros. Journal of dentistry. 2015 Nov 1;43(11):1358-64.

47. Daronch M, Rueggeberg FA, De Goes MF, Giudici R. Cinética de polimerização de compósito pré-aquecido. Journal of Dental Research. 2006 Jan;85(1):38-43.

48. Iovan G, Stoleriu S, Moldovanu A, Morogai S, Andrian S. Estudo SEM da interface entre a parede da cavidade e a resina composta em cavidades preenchidas com vibração. Int J Med Dent. 2011;1(3):254-8.

49. Alrahlah A, Silikas N, Watts DC. Profundidade de cura pós-cura de compósitos de resina dentária de enchimento em massa. Dental materials. 2014 Feb 1;30(2):149-54.

50. Ilie N, Bucuta S, Draenert M. Compósitos à base de resina Bulk-fill: uma avaliação in vitro do seu desempenho mecânico. Dentisteria operatória. 2013 Nov 1;38(6):618-25.

51. Yapp R, Powers JM. Profundidade de cura de vários materiais de restauração em compósito. Dent Advis Res Report. 2011 Feb;33(1).

52. Baroudi K, Mahmoud S. Melhorar o desempenho da resina composta através da diminuição da sua viscosidade por diferentes métodos. A revista de odontologia aberta. 2015;9:235.

53. Miletic V. Desenvolvimento de compósitos dentários. Materiais compósitos dentários para restaurações diretas. 2018:3-9.

54. Bucuta S, Ilie N. Transmitância da luz e propriedades micro-mecânicas de compósitos à base de resina bulk fill vs. convencional. Investigações clínicas orais. 2014 Nov;18:1991-2000.

55. Zorzin J, Maier E, Harre S, Fey T, Belli R, Lohbauer U, Petschelt A, Taschner M. Compósitos de resina bulk-fill: propriedades de

polimerização e fotopolimerização prolongada. Materiais dentários. 2015 Mar 1;31(3):293-301.

56. Ersen KA, Gürbüz Ö, Özcan M. Avaliação da contração de polimerização de compósitos de resina bulk-fill utilizando a tomografia microcomputada. Investigações clínicas orais. 2020 maio;24:1687-93.

57. Fronza BM, Ayres AP, Pacheco RR, Rueggeberg FA, Dias CT, Giannini M. Caracterização do conteúdo de carga inorgânica, propriedades mecânicas e transmissão de luz de compósitos resinosos bulk-fill. Operative dentistry. 2017 Jul 1;42(4):445-55.

58. Ilie N, Stark K. Curing behaviour of high-viscosity bulk-fill composites (comportamento de cura de compósitos de enchimento em massa de alta viscosidade). Journal of dentistry. 2014 Aug 1;42(8):977-85.

59. Alex G. Adesivos universais: a próxima evolução na medicina dentária adesiva. Compend Contin Educ Dent. 2015 Jan 1;36(1):15-26.

60. Perdigão J, Frankenberger R, Rosa BT, Breschi L. Novas tendências na adesão dentina/esmalte. Revista americana de odontologia. 2001;13:25D-30D.

61. Do T, Church B, Veríssimo C, Hackmyer SP, Tantbirojn D, Simon JF, Versluis A. Flexão cúspide, profundidade de cura e integridade de ligação de compósitos bulk-fill. Odontopediatria. 2014 Dec 15;36(7):468-73.

62. Scribante A, Vallittu PK, Özcan M. Compósitos reforçados com fibras para aplicações dentárias. BioMed Research International. 2018;2018:4734986.

63. Souza AF, Dos Santos MJ, Júnior LJ, Firoozmand LM. Poderá a aplicação sónica de resinas bulk-fill melhorar a resistência de união

e a profundidade de cura em cavidades de classe I de tamanho alargado? Jornal de Odontologia Clínica e Experimental. 2020 Dec;12(12):e1131.

64. Lins RB, Aristilde S, Osório JH, Cordeiro CM, Yanikian CR, Bicalho AA, Stape TH, Soares CJ, Martins LR. Comportamento biomecânico de compósitos resinosos bulk-fill em restaurações de classe II. Journal of the mechanical behavior of biomedical materials. 2019 Oct 1;98:255-61.

65. Politi I, McHugh LE, Al-Fodeh RS, Fleming GJ. Modificação do protocolo de restauração para restaurações de compósito à base de resina (RBC) (convencional e bulk fill) no movimento da cúspide e na pontuação de microinfiltração em dentes molares. Materiais dentários. 2018 Sep 1;34(9):1271-7.

66. Bellinaso MD, Soares FZ, Rocha RD. As resinas bulk-fill diminuem o tempo de restauração em dentes posteriores? Uma revisão sistemática e meta-análise de estudos in vitro. Journal of investigative and clinical dentistry. 2019 Nov;10(4):e12463.

67. Corral-Núñez C, Vildósola-Grez P, Bersezio-Miranda C, Campos AD, Fernández Godoy E. Estado da arte dos compósitos à base de resina bulk-fill: uma revisão. Revista Facultad de Odontología Universidad de Antioquia. 2015 Dec;27(1):177-96.

68. Van Ende A, De Munck J, Lise DP, Van Meerbeek B, Ermis B. Compósitos de preenchimento a granel: uma revisão da literatura atual. Jornal de Medicina Dentária Adesiva. 2017 Jan 1;19(2):95-109.

69. Reis AF, Vestphal M, AMARAL RC, Rodrigues JA, Roulet JF, Roscoe MG. Eficiência de polimerização de resinas compostas bulk-fill: uma revisão sistemática. Brazilian oral research. 2017 ago 28;31:e59.

70. Caldas DB, Almeida JB, Correr-Sobrinho L, Sinhoreti MA, Consani S. Influência da distância da ponta de polimerização no número de dureza Knoop da resina composta, utilizando três diferentes fotopolimerizadores. Operative Dentistry-University of Washington-. 2003 May 1;28(3):315-20.

71. Corciolani G, Vichi A, Davidson CL, Ferrari M. A influência da geometria e da distância da ponta na eficácia da fotopolimerização. Operative Dentistry. 2008 maio 1;33(3):325-31.

72. Imazato S, McCabe JF, Tarumi H, Ehara A, Ebisu S. Grau de conversão de compósitos medido por DTA e FTIR. Dental Materials. 2001 Mar 1;17(2):178-83.

73. Stansbury JW, Dickens SH. Determinação da conversão de ligações duplas em resinas dentárias por espetroscopia de infravermelhos próximos. Dental Materials. 2001 Jan 1;17(1):71-9.

74. Yao C, Ahmed MH, Zhang F, Mercelis B, Van Landuyt KL, Huang C, Van Meerbeek B. Caracterização estrutural/química e resistência de união de uma nova restauração auto-adesiva bulk-fill. Jornal de Medicina Dentária Adesiva. 2020 Jan 1;22(1):85-97.

75. Rangappa A, Srinivasulu J, Rangaswamy V, Eregowda S, Lakshminarasimhaiah V, Lingareddy U. Avaliação comparativa da resistência de união de compósitos fluidos auto-adesivos à dentina preparada com diferentes brocas: Um estudo in vitro. Journal of Conservative Dentistry. 2018 Nov 1;21(6):618-21.

76. Mine A, De Munck J, Van Ende A, Poitevin A, Matsumoto M, Yoshida Y, Kuboki T, Van Landuyt KL, Yatani H, Van Meerbeek B. Interação limitada de um compósito fluido autoadesivo com dentina/esmalte caracterizada por TEM. Materiais Dentários. 2017 Feb 1;33(2):209-17.

77. Peterson J, Rizk M, Hoch M, Wiegand A. Desempenho da adesão de compósitos fluidos auto-adesivos ao esmalte, à dentina e a um compósito nano-híbrido. Odontology. 2018 Abr;106:171-80.

78. Çelik EU, Aka B, Yilmaz F. Avaliação clínica de seis meses de um compósito fluido autoadesivo em lesões cervicais não cariosas. Jornal de Odontologia Adesiva. 2015 Jul 1;17(4).

79. Jun SK, Lee JH, Lee HH. A biomineralização de um material de capeamento pulpar bioativo, incorporado em vidro e curável à luz, utilizando células estaminais da polpa dentária humana. BioMed Research International. 2017;2017(1):2495282.

80. Latta MA, Radniecki SM. Força de ligação de materiais de restauração auto-adesivos afetada pela espessura da camada de esfregaço mas não pela dessecação da dentina. Jornal de Odontologia Adesiva. 2020 Jan 1;22(1).

81. Alkhudhairy FI, Z.H. Comparação de Ahmad da resistência ao cisalhamento e da microinfiltração de vários substitutos bioactivos da dentina preenchidos a granel: um estudo in vitro. J Contemp Dent Pract. 2016;17: 997-1002.

82. Frankenberger R, Dudek MC, Winter J, Braun A, Krämer N, von Stein-Lausnitz M, Roggendorf MJ. Alternativas de amálgama avaliadas criticamente: Effect of Long-termomechanical Loading on Marginal Quality, Wear, and Fracture Behavior (Efeito da carga termomecânica a longo prazo na qualidade marginal, desgaste e comportamento de fratura). Jornal de Odontologia Adesiva. 2020 Jan 1;22(1).

83. Van Dijken JW, Pallesen U, Benetti A. Uma avaliação controlada e aleatória de restaurações de resina posteriores de um cimento de ionómero de vidro modificado por resina alterada com bioatividade reivindicada. Dental Materials. 2019 Feb 1;35(2):335-43.

84. Van Dijken JW, Pallesen U. Restaurações de resina posteriores preenchidas a granel com base na tecnologia de resina que diminui a tensão: uma avaliação aleatória e controlada de 6 anos. Revista europeia de ciências orais. 2017 Ago;125(4):303-9.

85. Mazumdar P, Das A, Das UK. Avaliação comparativa da microinfiltração de três materiais de restauração direta diferentes (amálgama de prata, cimento de ionómero de vidro, Cention N), em restaurações de classe II, utilizando um estereomicroscópio: An: In Vitro: Study. Indian Journal of Dental Research. 2019 Mar 1;30(2):277-81.

86. Moszner N, Fischer UK, Ganster B, Liska R, Rheinberger V. Benzoyl germanium derivatives as novel visible light photoinitiators for dental materials. Dental Materials. 2008 Jul 1;24(7):901-7.

87. Vivadent I. Documentação científica: Cention-N. Ivoclar Vivadent® AG. Disponível em: https://www. ivoclarvivadent. com/pt_BR/Products/N/cention-n. 2016.

88. Persson A, Lingström P, Van Dijken JW. Efeito de uma resina composta libertadora de iões hidroxilo na acidogenicidade da placa bacteriana. Caries research. 2005 May 13;39(3):201-6.

89. Gupta N, Jaiswal S, Nikhil V, Gupta S, Jha P, Bansal P. Comparação da libertação de iões de flúor e do potencial alcalinizante de um novo alkasite de enchimento a granel. Journal of Conservative Dentistry. 2019 May 1;22(3):296-9.

90. Ruengrungsom C, Burrow MF, Parashos P, Palamara JE. Avaliação da libertação de F, Ca e P e da microdureza de onze materiais restauradores de lixiviação iónica e da eficácia da recarga utilizando um novo verniz de fluoreto contendo Ca/P. Journal of Dentistry. 2020 Nov 1;102:103474.

91. Donly KJ, Liu JA. Inibição da desmineralização da dentina e do esmalte nas margens da restauração de Vitremer, Z 100 e Cention N. American journal of dentistry. 2018 Jun 1;31(3):166-8.

92. Park C, Park H, Lee J, Seo H, Lee S. Rugosidade da superfície e adesão microbiana após o acabamento do material de restauração de alkasite. Jornal da Academia Coreana de Odontopediatria. 2020 maio 31;47(2):188-95.

93. Panpisut P, Toneluck A. Conversão de monómeros, estabilidade dimensional, resistência à flexão biaxial e libertação de flúor de material de restauração à base de resina contendo cargas alcalinas. Dent Mater J. 2020;39(4):608-15.

94. Zhou X, Huang X, Li M, Peng X, Wang S, Zhou X, Cheng L. Desenvolvimento e situação dos compósitos de resina como materiais de restauração dentária. Journal of Applied Polymer Science. 2019 Nov 20;136(44):48180.

95. Roulet JF, Gummadi S, Hussein HS, Abdulhameed N, Shen C. Desgaste in vitro de compósitos bulkfill de cura dupla e compósitos bulkfill fluidos. Jornal de Odontologia Estética e Restauradora. 2020 Jul;32(5):512-20.

96. Althaqafi KA, Satterthwaite J, Silikas N. Revisão e estado atual dos compósitos de resina dentária à base de microcápsulas de auto-regeneração autónoma. Materiais Dentários. 2020 Mar 1;36(3):329-42.

97. Então S, Neon GS, Abu Kasim NH. Desempenho de microcápsulas de ureia-formaldeído modificadas com melamina num material hospedeiro dentário. Journal of Applied Polymer Science. 2011 Nov 15;122(4):2557-62.

98. Huyang G, Debertin AE, Sun J. Conceção e desenvolvimento de compósitos dentários auto-regeneráveis. Materials & design. 2016 Mar 15;94:295-302.

99. Blaiszik BJ, Caruso MM, McIlroy DA, Moore JS, White SR, Sottos NR. Microcápsulas preenchidas com soluções reactivas para materiais auto-cicatrizantes. Polymer. 2009 Feb 9;50(4):990-7.

100. Meena N. GIOMER - a partícula inteligente (cimento de ionómero de vidro de nova geração). Int J Dent Oral Health. 2015;2(4).

101. Ikemura K, Tay FR, Kouro Y, Endo T, Yoshiyama M, Miyai K, Pashley DH. Otimização do conteúdo de carga num sistema adesivo que contém cargas de ionómero de vidro pré-reagidas. Dental Materials. 2003 Mar 1;19(2):137-46.

102. Ikemura K, Tay FR, Endo T, Pashley DH. Uma revisão dos estudos de abordagem química e ultramorfológica sobre o desenvolvimento de adesivos dentários com libertação de flúor que incluem novas cargas de ionómero de vidro pré-reagido (PRG). Revista de materiais dentários. 2008;27(3):315-39.

103. Fujimoto Y, Iwasa M, Murayama R, Miyazaki M, Nagafuji A, Nakatsuka T. Deteção de iões libertados por cargas S-PRG e o seu efeito de modulação. Revista de materiais dentários. 2010;29(4):392-7.

104. Fujimoto Y, Iwasa M, Murayama R, Miyazaki M, Nagafuji A, Nakatsuka T. Deteção de iões libertados por cargas S-PRG e o seu efeito de modulação. Revista de materiais dentários. 2010;29(4):392-7.

105. Iida Y, Nikaido T, Kitayama S, Takagaki T, Inoue G, Ikeda M, Foxton RM, Tagami J. Avaliação do desempenho da ligação à dentina e da resistência ácido-base da interface de sistemas adesivos

autocondicionantes de dois passos. Revista de materiais dentários. 2009;28(4):493-500.

106. Tomiyama K, Mukai Y, Teranaka T. Resistência ácida induzida por um novo sistema de colagem ortodôntica in vitro. Revista de materiais dentários. 2008;27(4):590-7.

107. Saku S, Kotake H, Scougall-Vilchis RJ, Ohashi S, Hotta M, Horiuchi S, Hamada K, Asaoka K, Tanaka E, Yamamoto K. Atividade antibacteriana da resina composta com partículas de enchimento de ionómero de vidro. Revista de materiais dentários. 2010;29(2):193-8.

108. Ito S, Iijima M, Hashimoto M, Tsukamoto N, Mizoguchi I, Saito T. Efeitos de cargas de ionómero de vidro pré-reagidas na superfície sobre a indução de minerais pela fosfoproteína. Jornal de Medicina Dentária. 2011 Jan 1;39(1):72-9.

109. Itota T, Carrick TE, Rusby S, Al-Naimi OT, Yoshiyama M, McCabe JF. Determinação de iões fluoreto libertados de materiais dentários à base de resina utilizando elétrodo seletivo de iões e cromatógrafo de iões. Journal of dentistry. 2004 Feb 1;32(2):117-22.

110. Yap AU, Tham SY, Zhu LY, Lee HK. Libertação de flúor a curto prazo de vários materiais de restauração estética. Dentisteria operatória. 2002 maio 1;27(3):259-65.

111. Swapna MU, Koshy S, Kumar A, Nanjappa N, Benjamin S, Nainan MT. Comparação da microinfiltração marginal de três compósitos Bulk Fill em cavidades de Classe II utilizando o microscópio confocal: Um: estudo: in vitro. Journal of Conservative Dentistry and Endodontics. 2015 Sep 1;18(5):409-13.

112. Attar N, Önen A. Caraterísticas de libertação e absorção de flúor de materiais de restauração estéticos. Jornal de reabilitação oral. 2002 Aug;29(8):791-8.

113. Naoum S, Ellakwa A, Martin F, Swain M. Libertação de flúor, recarga e estabilidade das propriedades mecânicas de vários compósitos de resina contendo flúor. Operative Dentistry. 2011 Jul 1;36(4):422-32.

114. Itota T, Al-Naimi OT, Carrick TE, Yoshiyama M, McCabe JF. Libertação de flúor e efeito neutralizante de materiais à base de resina. DENTISTERIA OPERATÓRIA-UNIVERSIDADE DE WASHINGTON-. 2005 Jul 1;30(4):522.

115. Nicholson JW, Czarnecka B. The release of ions by compomers under neutral and acidic conditions (A libertação de iões por compómeros em condições neutras e ácidas). Jornal de reabilitação oral. 2004 Jul;31(7):665-70.

116. Dijkman GE, Arends J. Cáries secundárias in situ em torno de compósitos fotopolimerizáveis com libertação de flúor: uma investigação de modelo quantitativo em quatro materiais com um teor de flúor entre 0 e 26 vol%. Caries Research. 1992 Nov 19;26(5):351-7.

117. Otazu X, Parraga CA. O efeito das diferenças de luminância na assimilação da cor. Journal of Vision. 2018 Oct 1;18(11):10-.

118. Paravina RD, Westland S, Johnston WM, Powers JM. Potencial de ajuste de cor dos compósitos de resina. Journal of dental research. 2008 maio;87(5):499-503.

119. Pereira Sanchez N, Powers JM, Paravina RD. Avaliação instrumental e visual do potencial de ajuste de cor de compósitos resinosos. Journal of Esthetic and Restorative Dentistry. 2019 Sep;31(5):465-70...

120. Eliezer R, Devendra C, Ravi N, Tangutoori T, Yesh S. Omnichroma: um composto para governar todos eles. Int J Med Sci. 2020;7(6):6-8.

121. Ranjini M A, Naval Abdul Aziz, Soumya K, Jibin Karim, Ashok H K, Roopa R Nadig. Efeito alcalinizante a longo prazo do Cention N em diferentes níveis de Ph - um estudo in vitro. IDA setembro - novembro de 2021,4(1):6-10

122. Safwat EM, Khater AG, Abd-Elsatar AG, Khater GA. Compósitos reforçados com fibra de vidro em medicina dentária. Boletim do Centro Nacional de Investigação. 2021 Dec;45:1-9.

123. Pallesen U, van Dijken JW. Um controlo aleatório e controlado de 30 anos de acompanhamento de três compósitos de resina convencionais em restaurações de Classe II. Dental Materials. 2015 Oct 1;31(10):1232-44.

124. Marovic D, Par M, Macan M, Klarić N, Plazonić I, Tarle Z. Alterações dependentes do envelhecimento nas propriedades mecânicas da nova geração de compósitos de preenchimento a granel. Materiais. 2022 Jan 25;15(3):902.

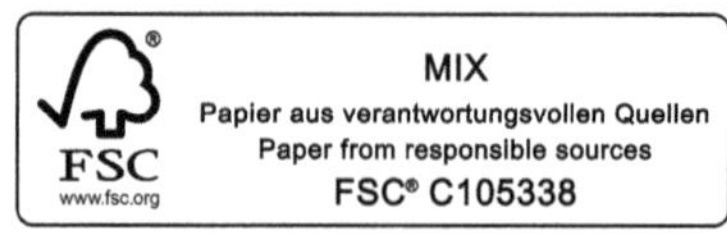

Printed by Books on Demand GmbH, Norderstedt / Germany